TRAITÉ DES TUMEURS

GUÉRISON

SANS OPÉRATION CHIRURGICALE

PAR LE

DOCTEUR ALLIOT D'ÉTAVES

Curati cultro citiùs moriuntur. Les cancéreux qui se font opérer par le couteau, meurent plus vite que s'ils n'avaient pas laissé toucher à leur mal. J.–B. ALLIOT.

Vingt-cinquième édition

PARIS

inet Médical, 25, rue du Pont-Neuf

1886

TRAITÉ DES TUMEURS

TRAITÉ DES TUMEURS

GUÉRISON

SANS OPÉRATION CHIRURGICALE

PAR LE

Docteur ALLIOT D'Étaves

Curati cultro citiùs moriuntur.
Les cancéreux qui se font opérer par le couteau, meurent plus
vite que s'ils n'avaient pas laissé
toucher à leur mal. J.–B. Alliot.

Vingt-cinquième édition

PARIS

Au Cabinet Médical, 25, rue du Pont-Neuf

1886

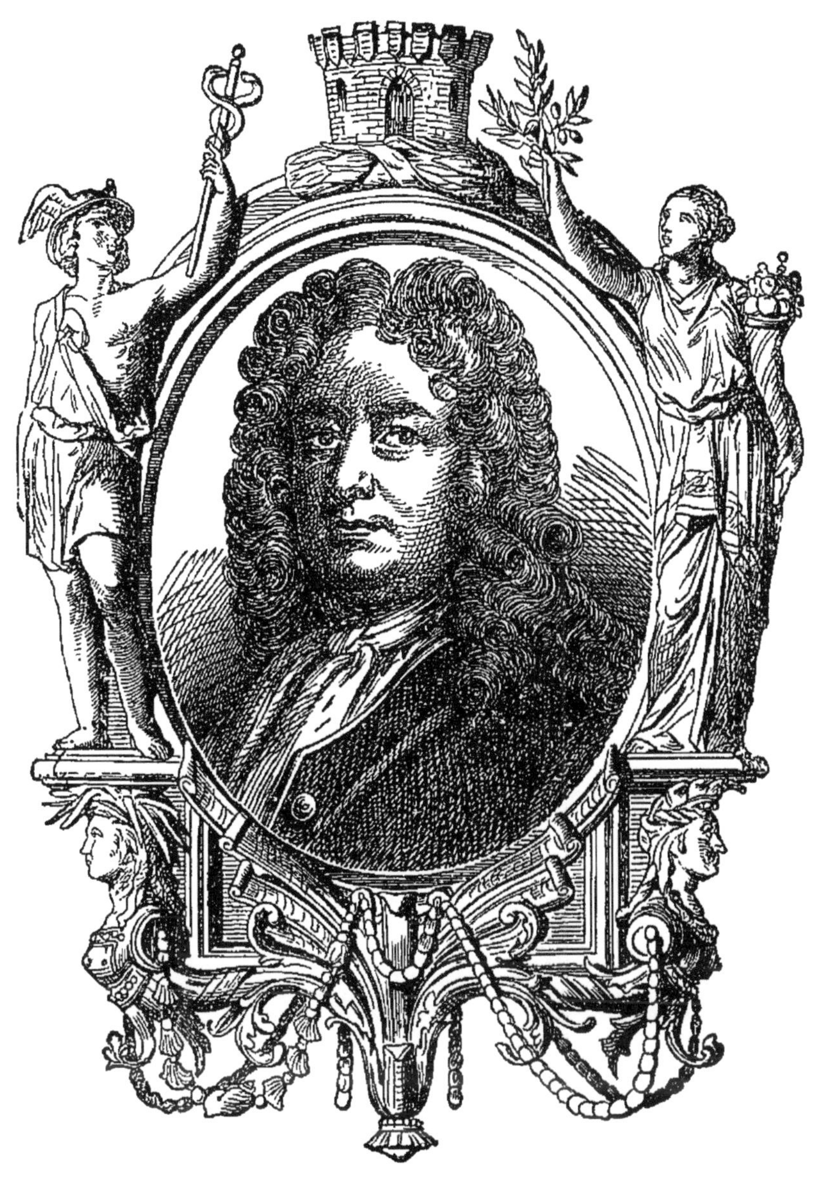

Jean-Baptiste ALLIOT

Conseiller du Roi Louis XIV

Médecin ordinaire de Sa Majesté et de la Bastille

MDCXCVIII

PRÉFACE

Vers le milieu du XVIIIe siècle, vivait en Lorraine, à Bar-le-Duc, un de ces humbles médecins, comme on en voit encore beaucoup de nos jours, travailleurs infatigables qui consacrent, sans compter, toutes les minutes de leur existence au soulagement des malheureux. Il se nommait Pierre Alliot. Comme homme, il était doux, bienveillant, d'une extrême urbanité, et menait une vie des plus actives.

Sans cesse préoccupé du bien-être de ses malades, il ne songeait qu'à améliorer leur sort; et son esprit investigateur était toujours en quête de topiques propres à adoucir leurs souffrances. Aussi, utilisait-il ses rares instants de loisir à chercher et rechercher sans relâche, des moyens de guérison plus sûrs et plus rapides que ceux qu'on employait dans son temps.

Non content d'étudier à fond les ouvrages des anciens, et de perfectionner leurs procédés dans l'art de guérir, Alliot faisait des efforts inouïs pour découvrir, lui aussi, une Méthode nouvelle de traitement des maladies réputées jusqu'alors incurables.

Frappé de la fréquence et de la terminaison funeste du cancer, comme aussi, profondément touché des intolérables tortures que cause cet horrible mal, il tourna tout particulièrement son attention de ce côté.

Après de longues années de patients travaux, il parvint à composer une pâte, *un absorbant*, comme il l'appelait, dont la première idée lui fut donnée par les formules du célèbre Van Helmont (*scabies et ulcera scholarum*).

Jusqu'alors, Alliot avait traité les tumeurs et les cancers par l'opération sanglante, ou par la cautérisation au fer rouge, comme le pratiquaient, du reste, ses confrères, et comme on le fait encore de nos jours. En cela, il suivait les règles routinières de ses devanciers. Mais, il eut vite reconnu les graves inconvénients de ces moyens barbares : souffrances du patient, pendant l'opération ; obstacles de tout genre que rencontre le chirurgien le plus habile au moment où il s'y attend le moins ; hémorrhagies abondantes ; enfin, et surtout, considération majeure, récidive à bref délai, ou réapparition du cancer quelques mois après l'extirpation, à la place même qu'il occupait, et dans la cicatrice à peine fermée.

Tous les malades, sans exception, auxquels on avait fait une ablation de cancer par le couteau voyaient avec épouvante leur mal renaître au bout d'un temps plus ou moins long, dépassant rarement une année ; et, ce mal nouveau prenait alors une marche rapide et ne tardait pas à emporter le patient. Alliot avait remarqué que les cancéreux ainsi traités mouraient plus vite que si on ne leur avait jamais fait d'opération ; ce qui lui fit prononcer cette parole à jamais mémorable : « *Curati cultro citiùs moriuntur.* »

Sans nous étendre ici sur les immenses avantages de sa *pâte absorbante,* nous dirons qu'avec elle, disparaissent les inconvénients des anciens procédés. Aussi, le médecin de Bar-le-Duc, par l'application de sa pâte, se

fit-il rapidement une brillante réputation dans
son pays ; et le bruit de ses succès se répandit
bientôt jusqu'à la Cour, où il possédait quelques amis.

Or, précisément à cette époque, la Reine-
Mère, Anne d'Autriche, était atteinte d'un cancer au sein droit. Les docteurs de son entourage avaient condamné l'auguste malade. Lorsque le Roi Louis XIV, ayant entendu parler
des cures merveilleuses du médecin de Bar-le-
Duc, le fit venir à Paris, MM. les chirurgiens
de sa Majesté: Félix de Tassis, Bessières,
Fagon, voyant arriver ce pauvre médecin
du fond de sa province, cet empirique, comme ils l'appelaient volontiers en riant, qui
venait avec son emplâtre, firent tout pour
l'empêcher d'essayer son remède.

Ils intriguèrent, et montèrent contre lui une
odieuse cabale qui finit par triompher. Pierre
Alliot ne put même s'approcher de la Reine-
Mère, et force lui fut de retourner en Lorraine,
la mort dans l'âme, sans être parvenu à appliquer sa *pâte absorbante*. Peu de temps après,
Anne d'Autriche mourait (1666).

Plus tard. Louis XIV voulant réparer l'injure faite à P. Alliot, l'appela définitivement
à Paris et le combla de faveurs. Notre ancêtre

put alors donner à sa Méthode un nouvel essor; et les nombreux succès qu'il obtint établirent définitivement sa réputation non seulement en France, mais aussi à l'étranger.

Après lui, son fils J.-B. Alliot continua à se servir de la *pâte absorbante* pour la guérison des cancers. Il acquit bientôt la même célébrité que son père, et fut nommé Conseiller du Roi, médecin ordinaire de sa Majesté et de la Bastille. Il nous a laissé un *Traité du cancer* (*) dans lequel, avec une clarté et une justesse de vue remarquables, il expose la Méthode de son père, ainsi que les perfectionnements qu'il y a apportés lui-même. Qu'il nous soit permis de citer ici un court passage de sa Préface :

« Quelques effets assez singuliers de mon remède spécifique firent désirer au Roi que j'en fisse part au public; et, comme les libéralités de Sa Majesté précèdent toujours les ordres de cette nature, elle m'honora pour cet effet d'une pension qui m'a toujours été

(*) TRAITÉ DU CANCER où sont exposés les moyens les plus sûrs pour le guérir méthodiquement, par J.-B. Alliot, Conseiller du Roy, Médecin Ordinaire de sa Majesté et de la Bastille, à Paris, chez François Muguet, MDCXCVIII, avec approbatiou et privilège du Roy.

continuée. Pour reconnaître cette bonté et cette royale munificence, je me suis, depuis ce temps, appliqué sans relâche à acquérir de nouvelles connaissances, et à m'instruire plus à fond de la conduite qu'on doit suivre dans le traitement des cancers. »

Disons, en passant, pour expliquer ce qu'on vient de lire, que Louis XIV attirait à lui les hommes remarquables, et les comblait de toutes sortes de faveurs. C'est ainsi que Racine, Boileau, Molière et tant d'autres ont profité des largesses du Grand-Roi.

Une partie de l'ouvrage de J.-B. Alliot est consacrée à la réfutation des principes d'un célèbre médecin de cette époque, Helvétius, qui faisait l'ablation des cancers par le bistouri, et se vantait de les guérir radicalement. Alliot ne le ménage pas; voici comment il s'exprime à son sujet:

« On ne peut, d'ailleurs, l'accuser (Helvétius) que d'avoir voulu se faire un nom et une fortune, et de n'avoir même pas apporté, pour ce grand ouvrage, les charmes de la nouveauté. »

Vraiment, si Alliot vivait de nos jours, il pourrait répéter les mêmes paroles; car il y a encore aujourd'hui, au plein cœur de Paris, de soi-disant spécialistes, qui n'ont d'àutre but que de se faire un nom et une fortune ; et, bien moins qu'Helvétius encore, ils sont loin de briller par les charmes de la nouveauté. Ils continuent à employer le couteau, le fer rouge, ou des procédés chimiques !

Et pourtant, ces industriels trouvent des clients, tout comme leurs prédécesseurs du temps de Louis XIV, ainsi que nous le font voir les lignes suivantes :

« Mais qu'importe au malade, accablé de douleurs et de faiblesse, que le remède que M. Helvétius lui donne soit neuf, ou que d'autres s'en soient servi avant lui ? Sa guérison, qui renferme ses plus ardents désirs, doit être le but principal de tous les médecins qui se piquent d'honneur et de probité. »

Ces derniers mots peuvent aussi s'adresser parfaitement à beaucoup de nos praticiens actuels.

La Méthode Alliot a été suivie de père en fils, et s'est transmise jusqu'à nous. D'âge en âge, elle a subi des modifications considérables en rapport avec les progrès de la science. Toujours son application a été couronnée de succès ; toujours la guérison des tumeurs a été obtenue sans le moindre accident. Aussi, est-il incalculable le nombre des maladés qui, depuis près de deux siècles, ont été soignés de cette manière, et qui ont échappé à une mort certaine par le seul emploi de la *pâte absorbante* de P. Alliot, notre illustre ancêtre.

Dr ALLIOT D'ÉTAVES.

DES TUMEURS EN GÉNÉRAL

Dans son sens le plus général, une tumeur est une excroissance, une grosseur anormale, apparente à la surface du corps, ou renfermée à l'intérieur des organes.

Pour le professeur Fort : « la tumeur représente une masse solide, plus ou moins circonscrite, de structure analogue à celle de nos tissus et à évolution lente. »

Cette masse solide, produite par des causes diverses et qui passent le plus souvent inaperçues, est le résultat d'un travail de transformation et de dégénérescence des tissus. Sous l'influence de telles causes, l'activité de ces tissus est excitée outre mesure, de sorte que les éléments dont ils sont constitués se multiplient d'une manière exagérée : ils forment alors ce qu'on a appelé des *néoplasmes*.

Mais cette excitation peut se manifester sur deux tissus essentiellement différents : le tissu superficiel ou *épithélial* (la peau), et le tissu, interne ou *conjonctif*. De là, deux modes, bien tranchés d'origine des tumeurs, suivant le tissu auquel elles s'attaquent.

Malgré les patientes recherches de nos plus grands anatomistes, beaucoup de points restent encore obscurs dans cette importante question ; aussi, est-elle grande la difficulté que présente la description des tumeurs en général. Aucun auteur n'a encore réussi dans cette pénible tâche. On peut même dire que la question reste toute entière à résoudre.

Quoi qu'il en soit, les tumeurs constituent des masses de tissus très variables par leur forme, leur consistance et leur volume. Elles peuvent apparaître sur toutes les parties du corps, aussi bien à l'intérieur qu'à l'extérieur. Toutes ne sont pas dangereuses ; aussi, certains praticiens divisent-ils les tumeurs en deux grands groupes : Le premier comprend les tumeurs bénignes, le second, les tumeurs malignes ou cancers. Cette classification, si bien défendue par Velpeau, qui la trouve légitime et digne d'être conservée, a pourtant été l'objet de vives critiques ; car souvent une tumeur qui paraît bénigne au début devient à la longue une tumeur maligne. C'est pourquoi on est amené à intercaler un troisième groupe, celui des tumeurs à issues variables.

Sans nous arrêter aux différentes tentatives faites par les plus illustres savants tels que Desault, Bichat, Delpech, Laennec, Broussais, Bégin, Andral, Lebert et bien d'autres, nous exposerons à nos lecteurs la division qui nous semble la plus convenable. Elle possède l'immense avantage d'être basée sur l'histologie, ou étude microscopique des tissus. Elle est due à MM. Cornil et Ranvier, et repose entièrement sur la structure générale du tissu envahi par le mal.

D'après cette classification modifiée, les tumeurs comprennent dix classes qui sont:

1re classe. — **Sarcomes** ou **tumeurs constituées** par du tissu conjonctif.

2e classe. — **Myxomes** ou **Polypes**, tissu muqueux gélatineux.

3e classe. — **Fibromes** ou **Tumeurs fibreuses**.

4e classe. — **Lipomes**.

5e classe. — **Carcinomes** ou **Cancers** proprement dits.

6e classe. — **Myomes**.

7e classe. — **Névromes**.

8e classe. — **Angiomes**.

9e classe. — **Lymphadénomes**.

10ᵉ classe. — **Tumeurs** constituées par du tissu épithélial, en y comprenant les **Cancroïdes**, les **Papillomes**, les **Adénomes** et les **Kystes**.

Nous allons décrire successivement chacune de ces dix classes, et prouver que toutes les tumeurs qu'elles renferment peuvent être guéries par notre Méthode.

1ʳᵉ classe : SARCOMES

Les sarcomes sont des tumeurs constituées par du tissu conjonctif à un état de développement plus ou moins avancé, ainsi que l'ont affirmé MM. Cornil et Ranvier, refutant l'assertion de Billroth, pour qui la structure microscopique des sarcomes est chose difficile à reconnaître.

Les auteurs ont été longtemps embarrassés au sujet de la place où ils devaient les ranger ; aussi, pour couper court à toute difficulté, avait-t-on fini par les classer dans les *tumeurs à issues variables*.

De fait, le sarcome est de nature fibro-plastique ; de là vient le nom de *plasmome* qu'on lui donne encore quelquefois ; il établit une transition toute naturelle entre les tumeurs cancéreuses et les tumeurs bénignes.

Il se montre sur la cuisse, sur les anciennes cicatrices, sur la peau de la poitrine ; dans ce dernier cas, il porte le nom de *kéloïde*.

Le sarcome progresse avec lenteur ; il a cependant quelquefois une terminaison funeste : c'est alors le *sarcome encéphaloïde* de Ranvier.

EXEMPLE DE GUÉRISON

1° Sarcome du sein. — Mme A. C., 41 ans, Paris, fut atteinte d'une tumeur fibro-plastique, avec ulcération fistuleuse, survenue à la suite d'un coup qu'elle reçut sur le sein pendant qu'elle nourrissait son quatrième enfant. Ses douleurs, nulles au début, devinrent plus tard assez violentes pour provoquer des syncopes et des crises nerveuses qui revenaient à des intervalles de plus en plus rapprochés.

La patiente alla trouver un empirique qui, après l'avoir traitée sans succès par l'électrolyse, lui enfonça dans la mamelle plusieurs flèches faites avec une composition chimique. Un phlegmon se déclara dans le sein, et il s'y forma une quantité considérable de pus mélangé de parties solides en forme de grumeaux ayant la consistance de la paraffine. La fièvre s'alluma ; en même temps les douleurs devinrent continues : la vie de la malade était en danger.

Mme **A. C.** vint enfin consulter le docteur Alliot qui lui appliqua son Emplâtre. Le premier effet des pansements fut une diminution remarquable de la tumeur, qui bientôt tomba par suite de la désagrégation lamellaire du néoplasme, en laissantà nue une plaie grisâtre. Cette plaie fut lavée avec une eau spéciale qui lui fit prendre le meilleur aspect. La cicatrisation était complète quarante-huit jours après l'application de l'Emplâtre.

Trois ans se sont écoulés depuis que Mme **A. C.** est entièrement guérie ; et aujourd'hui encore, elle se porte à ravir.

Il n'y a pas eu la moindre récidive. Cependant, quelques chirurgiens soutiennent que les tumeurs de cette nature renaissent fatalement sur place. Nous pensons que le sarcome peut très bien reparaître. Après l'opération sanglante soit ; mais, nos observations nous permettent d'affirmer qu'après l'action de notre emplâtre, il ne repousse jamais ; il est donc réellement détruit, et pour toujours.

2° **Sarcome de la jambe.** — — M. F. T., ancien Commandant du génie, Officier de la Légion d'honneur, avait reçu à la jambe, au siège de Metz, un éclat d'obus. La plaie, tant bien que mal soignée dans les ambulances, avait fini par se cicatriser. Elle ne lui causait plus aucune douleur, excepté en hiver. En Mars

1879, le Commandant constata la présence d'une petite tumeur sur la cicatrice. C'était un sarcome qui se développa graduellement malgré les applications de cataplasmes de toute sorte, et finit par acquérir la grosseur d'un œuf de pigeon, puis d'un œuf de poule. M. F. T. était condamné à garder la chambre.

Notre emplâtre eut vite raison de cette tumeur : il en fit sortir un liquide noir, épais, contenant une grande quantité de chairs gâtées. La cicatrisation s'opéra avec une étonnante rapidité.

Depuis cette époque, le sarcome n'a pas reparu ; et, de plus, le Commandant ne ressent plus aucune de ces douleurs qui lui revenaient à la saison froide. Nous le voyons assez souvent ; et chaque fois, il ne cesse de nous parler de sa guérison dont tout le succès est dû à l'emplâtre Alliot.

2me Classe : **MYXOMES ou POLYPES.**

On désigne ainsi des tumeurs végétantes et charnues qui d'après leur structure, sont de deux ordres bien différentes : les *polypes muqueux* et les *polypes fibreux*.

Ces deux genres de polypes peuvent siéger dans la plupart des organes creux : le nez, l'oreille, la matrice, le rectum, etc.

POLYPES DU NEZ

Les polypes muqueux, mous, vésiculaires sont généralement bénins ; ils siègent de préférence dans la partie antérieure des fosses nasales. Ils naissent sous la muqueuse qu'ils soulèvent, et finissent par former une excroissance de nuance gris-perle. Ils s'écrasent entre les doigts et laissent échapper, quand on les coupe, un liquide séreux abondant.

Les polypes muqueux sont attachés sur la membrane nasale (*la pituitaire*), tantôt par une surface large, tantôt par un prolongement ou pédicule plus ou moins allongé. On dirait d'un grain de raisin. Il y en a quelquefois plusieurs ensemble, de sorte que l'on croirait voir une grappe véritable.

Un fait particulier à noter, c'est que ces tumeurs s'accroissent lorque l'air est humide, le temps brumeux ; autrement dit, elles sont *hygrométriques*. Tendant toujours à augmenter de volume, elles finissent par déformer les parois ou les cloisons du nez. Quelquefois même, elles s'étendent jusque dans le larynx.

Les polypes muqueux se développent principalement chez les adultes, et sous des influences très diverses : le froid, les rhumes de cerveau négligés, une contusion.

Le malade commence par avoir de fréquentes envies de se moucher ; il respire péniblemen en faisant entendre un *bruit de drapeau* caractéristique. Il éprouve dans le nez des picotements ; aussi, croit-il tout d'abord être atteint d'un coryza violent ; mais il est bientôt détrompé par la persistance de tous ces symptômes, et surtout, par la présence d'une petite tumeur dont il constate l'apparition au moyen du doigt.

Polypes fibreux. — Ils sont, moins souvent que les autres, bornés aux cavités nasales. Ils tapissent la partie la plus haute et la plus profonde du nez, et souvent la partie supérieure du pharynx (*polypes naso-pharyngiens*); d'autres, la partie interne de l'os frontal (*polypes naso-frontaux*); d'autres enfin, les mâchoires (*polypes maxillaires*).

Ils sont durs, résistants, blancs à l'intérieur, pédiculés comme les polypes muqueux, mais ordinairement solitaires.

La tumeur fibreuse, une fois implantée, grossit rapidement, beaucoup plus vite que la tumeur muqueuse. Elle envahit tout, pénètre partout, déforme le visage, déplace la cloison du mnzə ,derfore les os, s'insinue ême dans le

crâne, s'ulcère et détruit toute la face (Fig. 1).
C'est un mal hideux qui enlève au malheureux
qui en est atteint l'usage de ses sens : odorat,
ouïe, vue ; enfin, la mort arrive par suffocation.

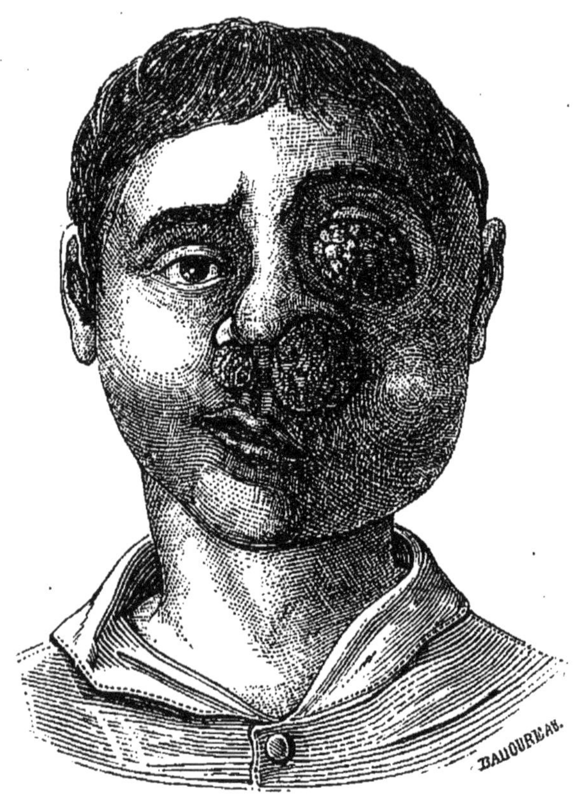

FIG. 1.— *Polype fibreux des fosses nasales.* — Le polype, après avoir
envahi toute la cavité des fosses nasales, s'est prolongé en divers
sens.

1° Il a pénétré dans l'orbite du côté gauche, a refoulé l'œil, l'a détruit ;
et écartant les paupières, il apparaît à l'extérieur sous forme d'un
chou-fleur.

2° Il s'est engagé dans le sinus maxillaire dont la dilatation gonfle
la joue, et dévie même la mâchoire inférieure.

3° Issue du polype à travers les narines.

Beaucoup de moyens ont été proposés pour la guérison des polypes; tous sont basés sur des procédés violents : *l'arrachement, l'excision, la cautérisation.* On emploie bien aussi quelquefois la ligature du pédicule qui retient le polype à la membrane; mais cette opération est entourée de difficultés si grandes qu'elle doit être abandonnée. Neuf fois sur dix la récidive vient couronner toutes ces manœuvres.

En regard de ces procédés, nous offrons notre Méthode qui débarrasse le malade de tout polype, quel qu'il soit; et cela, rapidement, et sans la moindre opération. Le lecteur trouvera plus loin des exemples de guérison, dans des cas où les moyens ordinaires avaient échoué.

POLYPE DE L'OREILLE.

Ce polype est assez fréquent; il naît sur les muqueuses qui tapissent le conduit auditif et la caisse du tympan. Ses allures sont absolument les mêmes que celles des polypes des fosses nasales. Il est, aussi, justiciable de notre Méthode.

POLYPE DE LA MATRICE.

Il se développe à la face interne de cet organe. Il augmente petit à petit de volume, en s'insinuant dans la cavité du col, et finit par devenir libre dans le vagin, qu'il envahit entièrement.

Lorsque le polype se forme sur la muqueuse de la matrice, il est mou et spongieux; c'est un *myxome*. D'autres fois, il se produit dans l'épaisseur même des tissus de cet organe : il en transforme les éléments musculaires en fibres aussi dures que de l'os : c'est un *fibrome*. Nous renvoyons le lecteur au chapitre suivant, pour la description des tumeurs de cette nature.

EXEMPLES DE GUÉRISON

1° **Polype fibreux du nez.** — M. A. D., de Bordeaux, âgé de 48 ans, d'une forte constitution et d'un tempérament sanguin, sentit se développer, il y a quatre ans, vers le milieu du nez, en dedans de l'aile gauche, une petite grosseur qui, en deux mois, atteignit le volume d'un pois. L'année dernière, cette tumeur continuant de s'accroître au point d'obstruer complètement le conduit gauche du nez, le gênait pour respirer. C'était un véritable polype doublé d'un *ozène intense*, faisant d'une manière continue des progrès lents, mais incessants. Il sortait de la narine malade des mucosités verdâtres, d'une odeur infecte.

M. A. D. ne recula devant aucun sacrifice pour obtenir sa guérison. Après avoir vainement consulté les médecins de sa localité, il se décida à se rendre à Paris, sur les instances d'une de ses amies que nous avions, quelques mois auparavant, guérie d'un cancer du sein.

La situation du polype rendait très difficile l'application de notre Traitement, et les mucosités qui s'écoulaient de la plaie empêchaient la fixation de l'emplâtre. Nous fûmes cependant assez heureux pour le voir adhérer fortement aux parties malades, les suivre dans leurs moindres contours, et finalement, détacher la tumeur et faire disparaître l'ozène au bout de quinze jours.

C'était un résultat fort remarquable, prouvant la supériorité de nos pansements sur les onguents, pâtes, pommades, cautérisations, etc., dont notre malade avait dû subir les applications successives chez les différents médecins auxquels il s'était adressé.

Je profiterai de cet exemple pour avertir le lecteur que l'emplâtre Alliot n'a rien de commun avec la fameuse *pâte du frère Côme*, qui a eu son moment de vogue, et que certains empiriques essaient de remettre à la mode aujourd'hui.

2° **Polype de l'oreille**. — Mlle O. F.., 18 ans; tempérament lymphatique, s'était amusée, il y a quelques années, à se fourrer dans l'oreille gauche un petit noyau de cerise qu'elle enfonçait dans le conduit auditif au moyen du petit doigt et d'une aiguille à tricoter.

Il en résulta une perforation de la membrane du tympan, et une otite qui lui fit perdre complètement le sens de l'ouïe de ce côté. Elle ne se rappelle plus au juste à quelle époque elle s'est livrée à ce funeste passe-temps. Toujours est-il qu'il y a six mois, elle commença à ressentir, à l'intérieur de l'oreille, de forts picotements assez irréguliers et de courte durée d'abord, mais qui, peu à peu, se convertirent en élancements prolongés.

Des douleurs lancinantes arrachaient parfois des cris à la jeune patiente dont les parents se décidèrent à consulter le docteur ordinaire de la maison.

Ce dernier, tout en sachant que Mlle F..., était atteinte d'une surdité de l'oreille gauche, ignorait l'histoire du noyau de cerise ; de sorte qu'après avoir longtemps recherché la cause de la perte de l'ouïe, il fut fort embarrassé pour expliquer, et encore plus pour guérir le mal dont souffrait sa jeune cliente.

Après avoir couru de chirurgien en chirurgien, les parents de Mlle O. F..., alarmés d'un pareil état, qui, loin de s'améliorer, empirait de jour en jour, prirent le parti de venir nous trouver.

Le docteur Alliot examina le conduit auditif

au spéculum éclairé par un jet puissant de lumière électrique. Cet excellent mode d'investigation
permit, non-seulement de reconnaître que le
tympan était entièrement perforé, mais aussi
servit à constater la présence d'une assez grande
quantité de matières recouvertes de mucosités
d'un jaune-verdâtre. C'était le fameux grain
que l'enfant s'était jadis introduit dans l'oreille !

L'éclairage électrique , en outre, décela la
présence d'une tumeur grosse comme une aveline, qui suppurait abondamment ; c'étaient
les deux véritables causes des douleurs dont
souffrait alors cruellement la pauvre fille.

Le docteur Alliot, après avoir nettoyé soigneusement le conduit auditif, enleva le noyau, in-
troduisit ensuite son emplâtre et parvint à
l'appliquer sur la surface entière du polype.

La désagrégation lamellaire s'effectua avec
la plus grande netteté, et, en un temps relative-
ment court : huit jours seulement, la plaie se
cicatrisa très bien ; de sorte qu'aujourd'hui il
n'y a plus la moindre tumeur et les douleurs
ont complètement cessé.

3me classe :

FIBROMES OU TUMEURS FIBREUSES

Ces tumeurs sont formées par un tissu identique au tissu fibreux ordinaire ; leur texture est plus ou moins serrée. Elles ne sont pas rares à la surface de la peau, et dans le tissu cellulaire sous-cutané. D'autres fois elles existent dans la profondeur des organes : la base du crâne, l'épaisseur des mâchoires, et surtout la matrice. Nous avons vu plus haut, que le fibrome de la matrice n'est autre chose qu'un polype fibreux. Enfin, ces tumeurs éclosent très souvent dans les mamelles.

Le fibrome débute par une petite grosseur arrondie, munie quelquefois d'un prolongement, ou *pédicule*. Cette excroissance augmente avec lenteur, et peut atteindre les dimensions de la tête d'un adulte.

Sa consistance est variable, bien que généralement très dure. Cependant, il s'y creuse parfois des lacunes, de véritables kystes, enfermant un pus de mauvaise nature, ou bien une matière de la consistance de la colle.

La plupart du temps indolores, les tumeurs fibreuses, en comprimant les nerfs des régions où elles se développent, peuvent produire des douleurs très vives. Elles sont susceptibles de s'enflammer, de s'ulcérer et de provoquer, surtout lorsqu'elles se montrent dans la matrice, des hémorrhagies abondantes qui, à leur tour, ne tardent pas à amener la mort. Ce sont donc des *tumeurs à issues variables*.

Leur évolution lente fait qu'on peut les soigner à temps et enrayer alors leur marche envahissante. Notre emplâtre en a bien vite raison, même si elles ont commencé à s'ulcérer. A l'appui de notre assertion, nous citerons les deux exemples suivants.

EXEMPLES DE GUÉRISON

1° **Fibrome du sein droit**. — Mme J. W., 48 ans, mère de cinq enfants, d'un tempérament nerveux, vint nous consulter, en juin 1883, au sujet d'une tumeur de la grosseur d'une pomme, qui lui était survenue graduellement à la partie inférieure du sein droit, un an environ auparavant.

Les douleurs étaient nulles. La malade vivement affectée par la présence de cette grosseur, et, pensant que c'était un véritable cancer, se croyait perdue.

Nous fûmes assez heureux pour la rassurer, d'abord en lui prouvant que ce n'était qu'un fibrome bénin, puis en lui faisant espérer une guérison radicale *sans opération*. Car, rien qu'à entendre parler du bistouri, cette dame, très nerveuse, se trouvait mal. Elle avait assisté, un an auparavant, à l'ablation d'un cancer du sein faite par un de nos plus célèbres chirurgiens à une de ses amies ; le souvenir de cette opération était resté gravé dans la mémoire de Mme J. W... De plus, le mal avait récidivé et, après une seconde opération, la patiente, qu'elle avait vue opérer, avait succombé dans d'atroces douleurs.

Nous nous flattions du vain espoir d'avoir convaincu Mme J. W..., de la supériorité de notre Méthode sur le bistouri ; aussi, nous attendions-nous de jour en jour, à être appelé près d'elle pour lui appliquer notre emplâtre. Mais cette dame, cédant aux défiances de quelques personnes de son entourage, ne voulut ni de l'opération sanglante, ni de notre Méthode.

Qu'en résulta-t-il ? La tumeur continua sa marche progressive ; elle atteignit bientôt le volume d'une tête d'enfant, et la gêne, déjà très-marquée, due à la compression de gros troncs nerveux, devint tout-à-fait intolérable. Le fibrome était arrivé à la dernière période. La malade souffrait autant au moral qu'au physique.

Le Dr Alliot eut alors l'occasion de rencontrer son mari , et il fut convenu que l'application de l'emplâtre aurait lieu sur-le-champ. Sans différer, nous nous rendîmes auprès de la patiente : nous pûmes alors constater tous les ravages du mal. Malgré l'étendue de l'affection, pleins de confiance en notre Méthode, nous appliquâmes l'emplâtre avec le plus grand soin, en ne laissant à nu aucune partie de la tumeur. Peu à peu, la désagrégation s'effectua : elle dura trente jours, au bout desquels on vit une plaie de bonne nature dont la cicatrisation, quoique tardive, s'effectua de la meilleure façon.

Aujourd'hui, Mme J., W. ne ressent aucune gêne ; il n'y a pas eu la moindre récidive, et nous avons l'entière conviction que le fibrome ne reviendra jamais.

Fibrome de la matrice. — Mme C. N., 53 ans, laitière, habitant la campagne, commença à ressentir, au mois de Mai 1879, une pesanteur dans la région du bas-ventre. Tout d'abord, elle n'y prit garde ; mais elle s'aperçut bientôt que son ventre augmentait de volume sans qu'elle puisse l'attribuer à une grossesse. Elle éprouvait de la difficulté à uriner et à aller à la garde-robe.

Cette dame avait eu neuf enfants, mais la perte de six d'entre eux, enlevés en quelque temps et à peu de distance, lui avait causé de grands chagrins ; sa constitution s'était vivement ressentie de cet ébranlement du moral.

Au bout de huit mois, des pertes blanches s'écoulèrent en grande quantité par les conduits naturels.

Mme C. N. vint nous consulter en Février 1880. Nous reconnûmes un fibrome de la matrice, remplissant presque toute la cavité du vagin. A la moindre pression, il sortait du sang par le vagin, ce qui nous fit d'abord craindre un cancer. Des hémorrhagies graves se produisaient fréquemment : il était temps d'aviser. D'ailleurs la patiente ne pouvait presque plus se traîner, tellement les pertes de sang étaient abondantes.

L'Emplâtre fut appliqué sur la tumeur, bien qu'avec difficulté. Nous sommes même obligé d'avouer que le premier pansement échoua complètement à cause d'une hémorrhagie considérable qui s'était déclarée quelques instants auparavant.

Un deuxième emplâtre fut posé le lendemain ; et nous fûmes assez heureux pour constater qu'il se fixait parfaitement sur la tumeur. Celle-ci se détacha peu à peu, et en trente-huit jours, le fibrome avait entièrement disparu.

Madame C. N. reprit rapidement confiance ; son appétit revint et les forces aussi. Main-

tenant elle marche à merveille et peut vaquer à
ses nombreuses occupations comme autrefois.

* * *

4° classe : **LIPOMES**

Le lipome est une tumeur formée de tissu
graisseux, pouvant se rencontrer sur tous les
points du corps et principalement dans la région où la graisse abonde : au voisinage des
mamelles, aux épaules, à la région des reins,
au cou, en diverses parties de la tête.

Une mince enveloppe de tissu cellulaire isole
toujours de la peau l'amas de graisse, de façon
à constituer une sorte de sac qui offre d'autant
plus de résistance que la tumeur est moins
prononcée. L'enveloppe cellulaire qui forme la
membrane protectrice du lipome, envoie, à
l'intérieur, des prolongements qui établissent
des closions disposées irrégulièrement en tous
sens et partageant la tumeur en un grand
nombre de compartiments.

Les lipomes ne sont pas souvent uniques ; il
n'est pas rare d'en voir plusieurs sur le même
individu. Ils peuvent acquérir des dimensions

énormes, comme le prouve le cas de cette jeune
bretonne de 18 ans qui fut opérée par le docteur Dagorn. La pauvre fille possédait huit tumeurs volumineuses ; en sept années, ces
tumeurs acquirent un volume tel que la plus
grosse pesait 23 kilogrammes. Le docteur Dagorn, au moment de l'opération, fut obligé,
pour faire mouvoir avec plus de facilité cet
énorme lipome, de le suspendre au moyen d'une
corde passant par une poulie fixée au pla-
fond. Lorsque cette tumeur fut enlevée, les
autres lipomes augmentèrent rapidement. Il
résulte de cette dernière observation que les
différents lipomes paraissent avoir entre eux
certains rapports ; il est donc de première né-
cessité de les enlever tous en même temps.

Le lipome est une tumeur bénigne ; aussi ne
s'aperçoit-on guère de sa présence que quand
il est assez gros pour produire de la gêne. Sa
croissance est très lente ; on a vu cependant des
cas à marche rapide. Arrivé à un certain
volume, il reste stationnaire ; le malade peut le
porter toute sa vie.

Le lipome ne dégénère jamais en tumeur maligne. Quelquefois il se termine par inflammation ou résolution.

Un grand nombre d'auteurs ont écrit sur les
lipomes et ont proposé mille moyens pour en débarrasser celui qui en est porteur. Les travaux

de Bigot, de Pautier, de Heyfelder, à ce sujet, sont fort estimés, ainsi que ceux de Lebert et de Verneuil.

Il en résulte que les chirurgiens ont recours aux procédés suivants pour amener la disparition du lipome.

1° **La cautérisation**. Elle est douloureuse, agit avec lenteur, et ne peut s'appliquer qu'aux tumeurs d'un petit volume.

2° **L'extirpation**. C'est le moyen qui a la préférence des praticiens dont tout le plaisir consiste à tailler, couper et retailler sans cesse.

3° **L'application de la pâte de Vienne ou de l'onguent du frère Côme**. Nous en avons parlé au chapitre précédent. On sait que ce sont là des *caustiques* d'une extrême violence qui guérissent quelquefois, il est vrai, les lipomes, mais qui, en revanche, provoquent d'atroces douleurs. Il entre, en effet, dans leur composition des agents chimiques puissants, des poisons mêmes. Aussi ces deux caustiques agissent-ils en opérant une désorganisation complète des tissus.

A tous ces moyens nous avons à opposer notre Emplâtre qui agit avec beaucoup plus de douceur et de rapidité que les caustiques. Par lui, la tumeur est toujours enlevée en entier.

EXEMPLE DE GUÉRISON

Lipome du cou. — M. T. S., 62 ans, demeurant à Toulouse, possédait depuis sept ou huit ans, à la région postérieure du cou, un lipome qui, petit à petit, avait fini par acquérir la grosseur d'un œuf. Il n'en souffrait pas trop ; mais en était gêné beaucoup. Étant donnée la position de la tumeur, il ne pouvait plus endurer le col de la chemise.

M. T. S. avait vu mourir sa femme d'un cancer et il croyait être atteint de la même maladie. Le Dr Alliot, après l'avoir examiné, lui déclara qu'on avait affaire à un simple lipome.

L'application de l'emplâtre ne causa aucune douleur à notre malade qui, pendant toute la durée du pansement, put vaquer à ses affaires avec la plus grande aisance. Au bout de six semaines, le mal avait disparu.

5ᵉ classe : CARCINOMES OU CANCERS PROPREMENT DITS.

Nous arrivons à la plus terrible de toutes les tumeurs : le *Cancer*. Ce nom seul fait frémir :

il évoque à l'esprit de tristes pensées, de sinistres appréhensions. Quel est celui de nos lecteurs qui n'a pas un cancéreux parmi ses amis, peut-être même dans sa famille ? Et ce mal terrible s'attaque surtout à la charmante compagne de l'homme. Il s'établit de préférence sur des organes d'une extrême sensibilité : le sein, la matrice, l'anus, etc.

Aussi, ne saurions-nous trop engager nos lecteurs à méditer profondément les lignes qui vont suivre : ils y trouveront les moyens d'anéantir jusque dans ses racines les plus profondes cette hideuse affection. Puissent-ils, après avoir lu notre petit ouvrage, être convaincus de la supériorité de notre Méthode sur les procédés chirurgicaux ! Puissent-ils surtout faire renaître à l'espoir les malades qui leur sont chers, et les décider à se rendre en notre Cabinet Médical, d'où ils sont sûrs de sortir radicalement guéris !

Avant de commencer l'étude des tumeurs cancéreuses, nous devons nous poser la question suivante : Qu'est-ce qu'un Cancer ?

Pendant longtemps, on donna ce nom à une foule de tumeurs disparates que l'on classe tout autrement aujourd'hui. Plus tard, l'acception fut moins étendue.

Beaucoup d'auteurs ont cherché à définir le cancer ; mais aucune définition n'est conçue de manière à satisfaire complètement l'esprit ; et ceci, à tel point, qu'un de nos plus célèbres praticiens a dit : « On décrit le cancer ; on ne le définit pas. »

D'après le dictionnaire du professeur Jaccoud, nous pouvons dire, au sujet de cette terrible maladie : « C'est une tumeur qui débute sous forme de bouton ou de plaque ; qui s'accroît graduellement, ne rétrograde jamais, offre une tendance manifeste à l'ulcération, envahit tous les tissus sans distinction. » Le cancer peut se reproduire sur place, ou à distance, notamment dans les glandes lymphatiques de la région malade et dans les organes internes. Enfin, il réagit sur la santé générale et finit par entraîner la mort.

Le mot cancer vient du grec καρκινοσ qui signifie *crabe*. Ce nom a été donné par les anciens à une tumeur du sein dont les racines s'étendent de tous côtés à l'intérieur des tissus, comme les pattes d'un crabe. Du même radical, on a fait le mot *carcinome* qui signifie absolument la même chose.

Avant d'entrer plus avant dans l'étude du cancer, cherchons d'abord comment il se développe. Les anciens, qui voyaient du mystérieux partout, frappés de la brusque apparition de la tumeur, de sa marche rapide et de sa terminaison funeste, croyaient à l'existence d'un *air spécial*, d'un *esprit subtil*, qui pénétrait tout entier dans le malade et élisait domicile en un point quelconque de son corps, où il exerçait ses ravages. C'était l'*atrabile* d'Hippocrate ; *l'alcali âcre* de Baltius; le *gaz hydrogène sulfuré animal* de Crawfort.

De nos jours, les hypothèses les plus diverses ont été émises. On a été jusqu'à admettre un état diathésique spécial, amenant fatalement le cancer ; une prédisposition qu'on expliquait par l'hérédité.

Nous rejetons complètement cette manière de voir : Le cancer provient de causes purement accidentelles qui donnent lieu à une affection toute locale. Il s'attaque au malade sous l'influence de différents mobiles parmi lesquels nous pouvons citer, en premier lieu : les coups, les émotions vives, telles que pertes d'argent, chagrins, etc.

Ce qui a fait croire à l'hérédité du cancer, et surtout à une prédisposition du sujet, à ce qu'on a appelé l'influence du *tempérament cancéreux*, c'est ce fait remarquable, sur lequel nous ne saurions trop insister : toute personne à qui on a enlevé la tumeur par le bistouri, ou par le feu, a vu son mal récidiver dans un temps très court, et cela deux, trois et même quatre fois. Toujours le cancer renaît, parce que ses racines sont si profondes que le couteau n'a pu les en-

lever dans leur totalité; il en reste quelques ramifications qui, pénétrant bien avant dans les
tissus, émettent de nouvelles pousses et regénè-
rent ainsi la tumeur.

Nous venons de dire qu'il faut rechercher ailleurs que dans une *prédisposition spéciale*, les
causes du cancer. Qu'il nous soit permis de citer,
à ce sujet deux exemples. Nous montrerons ainsi
non seulement que notre Méthode est radicale, en
ce sens, qu'avec elle, il n'y a presque jamais récidive; mais aussi, qu'il n'existe point, ce qu'on
appelle de *tempérament cancéreux.*

En mai 1881, Mme B., âgée de 28 ans, mère
de deux enfants, vint nous trouver en notre Cabinet Médical. Personne dans sa famille n'a-
vait été atteint d'une tumeur quelconque ; mais
elle se rappelait que, vers l'âge de dix-sept ans,
elle s'était blessée au sein, en jouant au volant
avec ses compagnes.

Elle n'avait rien ressenti depuis, lorsque, dans
les premiers jours de 1881, elle constata l'existence d'une petite tumeur dure, irrégulière, un
peu aplatie, située à la partie interne du sein
gauche. Cette tumeur ne fit qu'augmenter jusqu'au moment où Mme B. se rendit à notre consultation.

Immédiatement eut lieu l'application de l'emplâtre : la désagrégation lamellaire du cancer
s'effectua en vingt-deux jours, et il en résulta

une plaie de bonne nature, dout la cicatrisation marcha si rapidement que la guérison était complète au cinquante-neuvième jour.

Depuis cette époque, notre cliente se porte admirablement. Si elle avait consenti à se faire opérer, ainsi que le lui conseillaient les plus célèbres chirurgiens de Paris, le mal eût récidivé et c'est alors qu'on aurait eu de belles raisons pour admettre la prédisposition du sujet!

Les affections morales peuvent aussi amener le cancer, comme le prouve le fait suivant :

Une jeune fille de dix-huit ans, Mlle P. B. devait se marier avec un jeune homme qu'elle adorait. La veille même du mariage, le malheureux fiancé est victime de l'effroyable accident qui arriva, on s'en souvient, il y a quelques années, sur le chemin de fer de Grande-Ceinture. On retrouva son cadavre, horriblement mutilé, sous les roues d'un wagon.

A la nouvelle de cette catastrophe, la jeune fille fut terrifiée : son organisme tout entier en ressentit une profonde secousse ; et quelques mois plus tard un cancer se déclarait au sein gauche affectant une marche inquiétante.

L'application de l'emplâtre suffit à faire disparaître la tumeur ; et des soins intelligents ramenèrent bien vite la malade à la santé.

Le cancer est terrible, non seulement par les souffrances qu'il fait endurer et par sa terminaison toujours fatale, s'il est abandonné à lui-même, mais aussi par sa fréquence. Ainsi, pour l'Angleterre, d'après Moore, les décès par cancers représentent, en moyenne 4 °/₀ de la mortalité générale. C'est à peu près la même proportion pour la France. Le chiffre est moins élevé pour les pays chauds et les pays froids que pour les régions tempérées.

Les habitants des villes sont plus sujets à cette affection que ceux des campagnes, en raison probablement des mauvaises conditions hygiéniques qu'on rencontre si souvent dans les grands centres. Peut-être aussi cette différence vient-elle de ce que les citadins se nourrissent davantage de viande que les campagnards. Il résulterait, en effet, des recherches de Leblanc que le cancer est plus commun chez les animaux carnivores que chez les herbivores.

C'est surtout chez la femme que se montrent les tumeurs cancéreuses : et cette fréquence tient principalement à ce que les cancers du sein et de la matrice sont les plus fréquents. Chez l'homme, on constate particulièrement les cancers de l'estomac, du foie, des os. On peut dire que pour cent femmes cancéreuses, il y a seulement vingt à vingt cinq hommes atteints du même mal.

Quant à l'âge auquel apparaissent les tumeurs malignes, il n'y a rien de bien précis à cet égard.

Les affections cancéreuses suivent une progression continue de dix à quatre-vingts ans, avec un maximum toutefois, de quarante à cinquante ans (surtout chez la femme).

Symptomalogie et diagnostic des tumeurs cancéreuses.

A quels signes peut-on reconnaître le cancer ?

Au début, le diagnostic est la plupart du temps, entouré de grandes difficultés. Non seulement il est peu aisé de distinguer les différentes formes de cancers dès qu'ils surgissent, mais encore il y a un nombre considérable de cas où le spécialiste seul peut se prononcer avec certitude sur la nature réelle de la maladie.

On doit se guider sur le siège de l'affection, sur sa marche plus ou moins rapide, sur l'âge du malade. Il est, en effet, de la plus haute importance de ne pas confondre les tumeurs bénignes avec les cancers.

Cette confusion a longtemps existé, et c'est dans les premières années de ce siècle que se sont produites quelques timides tentatives de distinction. L'anglais Astley-Cooper reconnut que certaines tumeurs de la mamelle ne sont pas des cancers ; il les nomma *tumeurs mammaires chroniques*.

Les travaux de ce chirurgien ouvrirent une ère nouvelle à l'étude des tumeurs. Puis vinrent Velpeau, Nélaton, Lebert qui apportèrent la lumière dans cette question si controversée.

On assigne trois périodes à la marche du cancer :

Première période. — Développement de la tumeur, ou *localisation*.

Deuxième période.— *Ulcération* ou formation de *l'ulcère rongeur*.

Troisième période. — *Cachexie*.

Première période.—Le cancer provient toujours d'un coup, d'une secousse plus ou moins violente. Ces causes surviennent quelquefois plusieurs années avant l'apparition de la maladie : aussi le début de la tumeur est-il latent. Pendant le stade d'incubation, l'état général ne se modifie pas, de sorte que le cancer apparaît comme un mal tout à fait localisé.

Tout d'abord, on voit une grosseur peu volumineuse, de consistance variable, peu mobile, ou du moins roulant sous les doigts pendant un intervalle de temps fort court, car les tissus voisins étant bientôt envahis, la tumeur fait partie de l'organe malade et s'immobilise dans la région où elle éclôt.

Bientôt apparaissent des douleurs particulières qu'on a justement comparées à celles que provoqueraient des coups d'aiguilles ; ce sont les *douleurs lancinantes*, tellement constantes que ce symptôme a été regardé, avec raison, comme caractéristique du cancer. Elles ne sont pourtant pas spéciales à cette maladie. Leur acuité est variable; elles se font sentir par intermittences, avec plus ou moins d'intensité, et principalement le soir ou pendant la nuit.

Les douleurs, ainsi que l'augmentation progressive de la tumeur, inquiètent le malade qui, après avoir longtemps hésité, se décide enfin à consulter son médecin. Ce dernier prescrit invariablement des pommades comme traitement externe, et l'iodure de potassium comme traitement interne. Ainsi l'enseigne l'École. On emploie même souvent *l'arsenic*, qui n'a d'autre effet que de ruiner la santé du sujet, précisément à un moment où il aurait besoin de toutes ses forces pour résister au mal qui le mine.

Aucun de ces remèdes ne procure de soulagement. Les douleurs deviennent plus fortes, plus rapprochées, et la tumeur augmente toujours.

Nous avons soigné, par notre Méthode, un grand nombre de personnes affectées de cancer à cette première période. La guérison a été on ne peut plus complète ; c'est pourquoi nous ne saurions trop engager les malades à venir nous consulter dès qu'ils ont reconnu les symptômes que nous venons d'énumérer ; car, plus on attend, plus le mal s'aggrave, plus aussi la guérison devient difficile.

Combien de cancéreux ont été ainsi sauvés parce qu'ils s'y étaient pris à temps !

Le plus souvent, au contraire, on croit que ce ne sera rien, *que ça se passera ;* et on est bientôt tout effrayé de voir l'ulcération se produire. C'est ainsi qu'arrive la deuxième période.

Deuxième période. — La peau se perfore, se détruit par ulcération : le chancre rongeur est formé de toutes pièces ; sa surface est sanieuse, irrégulière, à bords saillants. L'intérieur est constitué par un tissu mou, d'un gris-sale, qui saigne à la moindre pression, et qui souvent produit des hémorrhagies abondantes. Des masses fongueuses de l'ulcère s'écoule le liquide cancéreux ou *ichor*, d'une odeur repoussante *sui generis*, qui suffit, à lui seul, à accuser la nature du mal.

Bientôt, l'état général devient mauvais : le malade maigrit, perd ses forces.

Dans des cas inespérés on a vu le cancer guérir de lui même par inflammation ou par gangrène ; mais de tels cas sont fort rares. On ne doit pas compter sur cette éventualité. Dès qu'on est arrivé à cette deuxième période, il importe de ne pas perdre un instant, si l'on ne veut devenir la proie de l'affreuse maladie.

Notre emplâtre appliqué sur l'ulcère cancé-

reux le dessèche et le désagrège en une semaine
environ ; il reste une plaie que nous pansons
avec un soin tout particulier, et qui se cicatrise
rapidement. Si on néglige de se soumettre à
notre traitement, on arrive bien vite à la troisième période.

Troisième période. — L'état général devient pire : l'amaigrissement et l'affaiblissement
font des progrès rapides ; le teint est jaune-
paille, la peau et les muqueuses se décolorent.
En même temps, toute l'économie est infectée.

La première manifestation de cette infection
cancéreuse consiste dans l'engorgement des ganglions lymphatiques (glandes), auquel vont se
rendre les vaisseaux de la partie malade.

Par l'effet mécanique de la compression,
les membres s'infiltrent et s'œdématient.

A ce moment, les douleurs atteignent leur
paroxysme : elles sont intolérables ; le patient
ne peut plus dormir. Jour et nuit, il souffre le
martyre. Les fonctions digestives se troublent ;
une diarrhée opiniâtre apparaît ; et la mort vient,
en quelques mois, mettre fin à toutes ces souffrances.

Ainsi donc, qu'on ne se fasse pas illusion :
lorsque les cancers sont abandonnés à eux-mêmes, la terminaison en est toujours funeste :
c'est la mort, une mort aussi sûre que pro-
chaine.

Dans l'état actuel de la science, on peut considérer dix espèces principales de cancers :

1er Cancer squirrheux, ou *Squirrhe* ;

2° Cancer encéphaloïde ;

3° Cancer mélanique ;

4e Cancer colloïde ;

5e Cancer épithélial, ou *Cancroïde* ;

6e Cancer chondroïde ;

7e Cancer ostéoïde ;

8e Cancer glaucoïde ;

9e Cancer villeux ;

10' Cancer hétéradénique.

A cette liste, il serait convenable d'ajouter, comme cancer fibreux, le *fibrome* que nous avons déjà décrit (p. 30).

Nous avons dû faire cette énumération un peu longue et comprenant des termes bizarres, afin de conserver à ce chapitre son caractère scientifique.

Nous allons décrire successivement chacun de ces cancers, en nous arrêtant quelque peu, avec certains détails, sur les plus importants.

Un article spécial sera réservé au cancer du sein et à celui de la matrice.

SQUIRRHE OU CANCER SQUIRRHEUX

Le squirrhe, ou cancer type, est caractérisé par sa consistance ferme ou même très dure. Si on l'examine au microscope, on y voit une trame solide, à cloisons épaisses, avec cellules sphériques ou pavimenteuses, généralement petites.

On distingue deux périodes dans la marche du squirrhe : la période de *crudité* et celle de *ramollissement*.

A l'état de crudité, la tumeur est peu volumineuse. Quand le chirurgien la coupe, elle crie sous le scalpel: la section ainsi produite est bleuâtre, transparente. Si on la comprime, on en fait sortir un liquide plus ou moins abondant et laiteux, que Cruveilher découvrit en 1827 et qu'il appela *ichor* ou *suc cancéreux*.

Ce suc est composé d'une grande quantité de cellules en forme de raquettes.

Rarement le cancer est circonscrit : le plus souvent, il envoie dans l'épaisseur des tissus des prolongements blanchâtres, de véritables racines qui s'étendent fort loin et ont la forme de bandelettes fibreuses.

Ce sont ces racines que le bistouri du chirurgien ne peut atteindre et qui, laissées dans la plaie après l'opération, émettent de nouvelles pousses, et régénèrent bientôt un squirrhe dont la marche est plus rapide que celle du premier : c'est la récidive dans toute son horreur !

De tels inconvénients ne se présentent pas avec notre Méthode : l'emplâtre suit les racines jusque dans leurs plus fines ramifications, et les désagrège en même temps que la tumeur.

La récidive n'étant plus à craindre, la guérison est donc complète.

A la période de crudité, succède la période de ramollissement. Cet état s'observe, tantôt à la périphérie, tantôt vers le centre. Le premier cas n'est, pour ainsi dire, qu'un faux ramollissement : les portions de nouvelle formation étant plus vasculaires, c'est-à-dire renfermant plus de vaisseaux, la tumeur n'est point aussi dure ; elle se rapproche alors, par son aspect extérieur, du cancer encéphaloïde dont nous parlerons plus loin.

Quant au ramollissement central, ou ramollissement véritable du squirrhe, il offre un caractère tout spécial : il présente, à l'intérieur de sa masse, des cavités ou aréoles irrégulières, de formes très diverses, renfermant un suc visqueux qui ne tarde pas à prendre l'aspect gélatiniforme.

Une autre particularité que présente le squirrhe, c'est qu'il ne contient aucun vaisseau à son intérieur. (Fig. 2.)

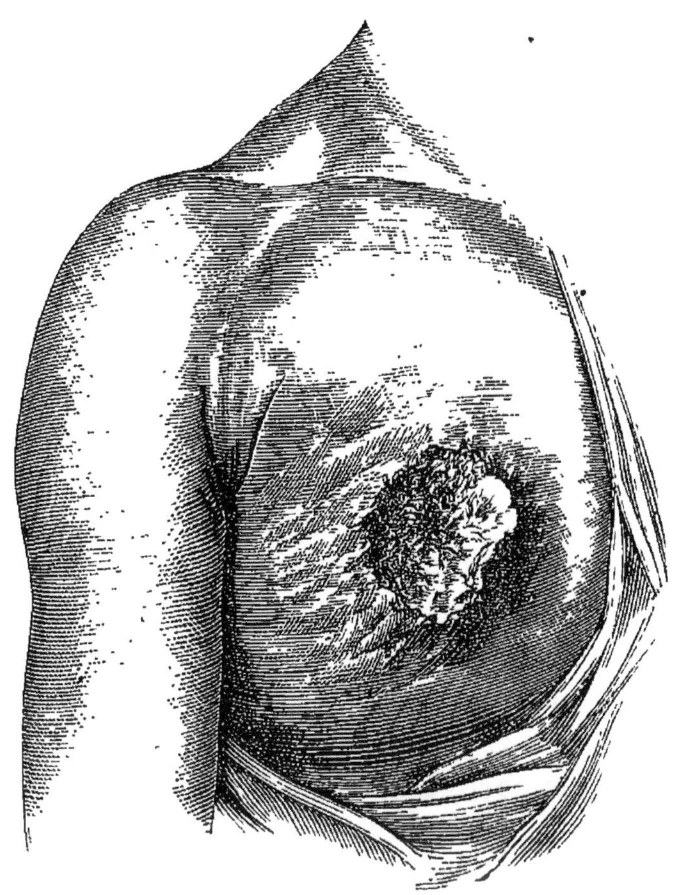

FIG. 2 — Squirrhe ulcéré et noyaux développés à sa périphérie.

Ce qu'on reconnaît en essayant d'en distendre les capillaires par une injection. On voit que l'on peut injecter seulement la superficie de la tumeur ; le liquide ne pénètre pas à l'intérieur. Nous verrons plus loin, qu'il n'en est pas de même pour l'encéphaloïde.

En général, le squirrhe à une évolution lente.

Ce cancer se montre aux seins, à la matrice, à l'estomac, à l'extrémité inférieure du rectum; mais son siège de prédilection est le sein, et en particulier, le sein gauche.

EXEMPLE DE GUÉRISON

1° **Squirrhe du sein**. — Mᵐᵉ R. de C., 58 ans, habitant la Normandie, possédait depuis environ dix ans, au sein gauche, une tumeur de la grosseur du poing qui lui occasionnait de violentes douleurs. Cette tumeur localisée à la glande mammaire, lui était survenue à la suite d'un engorgement de lait dont elle avait été atteinte en nourrissant son dernier enfant.

Avant de venir nous consulter, la malade s'était adressée à de nombreux médecins de la capitale. Les uns lui conseillèrent· l'opération par le bistouri ; d'autres lui indiquèrent la cautérisation. Elle recula devant ces procédés violents dont l'idée seule la faisait frémir.

Elle se décida au commencement de 1885, à exposer sa situation à un soi-disant spécialiste qui, à grand renfort de réclames, se vantait de guérir les tumeurs sans opération, par le seul secours de l'électrolyse. Nul de nos lecteurs n'ignore, sans doute, que l'électricité peut bien décomposer l'eau, quelques sels et certaines combinaisons chimiques ; mais de là, à détruire le cancer, avec ses racines multiples, il y a loin. Aussi cette prétendue méthode de guérison des cancers par l'électrolyse est-elle une véritable plaisanterie. En réalité, elle revient purement et simplement à la cautérisation par le thermo-cautère, ou fer rougi par la pile électrique.

Mme R. de C..., prévenue à temps, refusa de se présenter à la consultation de ce fameux empirique électriseur ; et, ayant appris les succès que nous obtenions depuis si longtemps par notre Méthode expérimentale, elle vint nous consulter en notre Cabinet médical.

Après un examen attentif de la partie malade, examen dans lequel le microscope nous fut d'un puissant secours, nous reconnûmes sans peine l'existence d'un squirrhe assez avancé. Nous déclarâmes à la malade qu'il fallait agir sans plus tarder ; autrement, elle était perdue.

Cette dame, que les médecins, les chevaliers du bistouri, les empiriques brûleurs, avaient effrayée, n'hésita pas à se confier à nous. Dès la première application de l'emplâtre, les douleurs lancinantes disparurent : la désagrégation lamellaire du squirrhe et de ses racines s'éffectua en quatorze jours au bout desquels la cicatrisation commença.

Aujourd'hui, Mme R. de C..., est encore bien portante ; le cancer n'a pas laissé de traces.

2° **Squirrhe de la matrice**. — Mme E. D.,
de Toulouse, mère de six enfants, avait été très
affaiblie par des pertes blanches et surtout par
deux fausses couches accompagnées d'hémorrhagies. Elle sentit, à l'âge de 48 ans, son
ventre prendre, en quelques mois, un développement marqué ; en même temps, elle res-
sentait certains picotements dans la région du
bas-ventre. Ces symptômes alarmants ne firent
qu'augmenter pendant un mois ; puis vinrent
des vomissements et un profond dégoût des aliments et surtout de la viande.

Bientôt, des mucosités se firent jour dans le
conduit vaginal ; rares d'abord, puis de plus en
plus abondantes. Aux picotements succédèrent
les douleurs lancinantes, caractéristiques du
cancer, et qui se prolongèrent jusque dans la
cuisse gauche.

La malade maigrissait à vue d'œil, et son
moral était autant affecté que le physique : elle
voyait la mort approcher à grands pas, et ne se
faisait aucune illusion sur la gravité de son
état.

Après avoir consulté plusieurs docteurs, elle
tomba, comme Mme R. de C..., entre les mains
d'un médecin électrisant, un de ces adeptes de
la nouvelle école qui prétend tout guérir par
l'électricité. Certes, nous ne voulons pas
médire ici de cette science qu'ont illustrée les

Volta, les Ampère, les Rhumkorff, ni surtout de ses applications à la médecine età la chirurgie ; mais nous savons, par expérience, que les courants, tels qu'on les emploie actuellement, sont tout-à-fait impuissants à guérir les tumeurs malignes.

Nous aussi, nous avons recours à l'électricité, mais comme complétement indispensable de notre Méthode. Seulement, au lieu d'employer les courants forts et discontinus, qui irritent et torturent inutilement, nous utilisons les courants faibles et continus, qui ne produisent aucune douleur, et dont nous constatons chaque jour les merveilleux résultats.

Nous avons imaginé, à cet effet, un appareil, le *Dynamophore Alliot*, dont l'unique objet est de rendre aux tissus guéris, leur vitalité première, et d'empêcher les récidives à distance.

Mme E. D..., ainsi que nous l'avons dit plus haut, se fit donc électriser. Ce traitement dura soixante jours, au bout desquels aucune amélioration ne s'était manifestée ; loin de là, les douleurs n'avaient fait que croître ainsi que l'écoulement.

Désespérée, cette dame abandonna le médecin électriseur et, ayant entendu vanter notre Méthode, elle vint nous trouver.

L'emplâtre fut introduit dans le conduit vaginal et fixé sur la tumeur à l'aide d'un tampon.

Petit à petit, les douleurs diminuèrent et le ventre commença à reprendre ses dimensions normales. Il n'y eut pas le moindre écoulement de pus, et le cancer subit une désagrégation complète, suivie en quarante-huit jours de l'entière guérison.

CANCER ENCÉPHALOIDE OU MÉDULLAIRE

Ce cancer, appelé encore *fongus médullaire* (Maunoir), *carcinome mou* ou *spongieux* (Roux), *fongus hématode* (Hey), possède une trame lâche et des cellules volumineuses, sphériques ou irrégulières, disposées sans ordre.

Comme au squirrhe, on lui connaît deux états : état de *crudité* et état de *ramollissement.*

L'encéphaloïde cru est constitué par une tumeur peu volumineuse, très molle. Si on la coupe, la section est homogène, semi-transparente. Par la pression ou le grattage, on en extrait, comme dans le squirrhe, du *suc cancéreux*, mais avec beaucoup plus d'abondance ; ce suc est d'un blanc-grisâtre, lactescent, se mêle facilement à l'eau et forme une émulsion avec ce liquide. Sa composition chimique n'est pas encore bien connue.

En vieillissant, le cancer augmente de volume pendant que son tissu se ramollit. (Fig. 3).

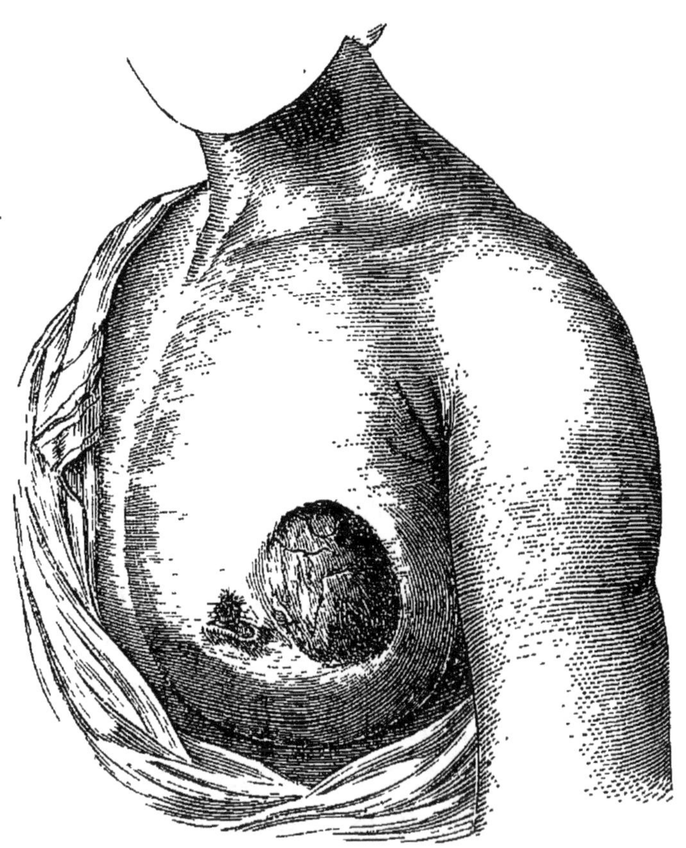

Fig. 3. — Cancer encéphaloïde du sein gauche.

Mais ce ramollissement est très irrégulier; ainsi, tantôt il marche de la circonférence au centre, tantôt il va en sens inverse. Souvent même, la tumeur est ramollie en certains points, et à l'état de crudité en d'autres.

Contrairement à ce qui arrive pour le squirrhe, l'encéphaloïde renferme un grand nombre
de vaisseaux.

D'après Broca, cette vascularité est propor-
tionnelle à la quantité de cellules du cancer.
Récamier et Cruveilher ont étudié cette question avec le plus grand soin.

Une fois que l'encéphaloïde s'est établi en un
point du corps, il commence par refouler les tissus voisins, puis, il contracte avec eux des ad-
hérences, finit par les envahir en entier, et les
fait disparaître. La matière cancéreuse s'infiltre
dans les interstices des tissus, augmente peu à
peu de volume, et prend la place des éléments
voisins qui ont été éliminés.

C'est dans le tissu cellulaire que le cancer fait
le plus de progrès ; mais il est arrêté par le tissu
fibreux. Aussi, la peau, les tendons, apportent-
ils un obstacle infranchissable à son évolution.
Dans les muscles, au contraire, l'infiltration est
rapide, ainsi que dans le tissu osseux.

Cette marche n'est pas particulière au cancer
encéphaloïde ; elle s'effectue de la même manière dans le squirrhe, quoique plus lentement
comme nous l'avons vu plus haut.

Le cancer encéphaloïde peut s'attaquer à tous
nos organes. On le rencontre à la matrice, à
l'anus, au sein, et, dans ce dernier organe,
moins souvent pourtant que le squirrhe.

EXEMPLE DE GUÉRISON

Encéphaloïde du sein. — Mme G..., 28 ans, habitant Dijon, de constitution robuste, de belle carnation et d'une force peu commune, est mère de deux enfants. Elle a perdu son mari des suites d'une phtisie qui le minait depuis longtemps ; aussi cette dame a-t-elle éprouvé de grands chagrins, car elle adorait son mari. Cet état moral a, certainement, influé sur l'organisme de Mme G. Il y a six mois environ, elle s'est aperçue de la présence d'une grosseur au sein gauche. Comme d'habitude, différents traitements lui ont été proposés : pommades de toutes sortes, iode, perchlorure de fer, ciguë, nombreuses cautérisations au nitrate d'argent. Ce fut en vain : la tumeur grossissait toujours.

Lorsque je vis cette dame, l'encéphaloïde avait le volume d'une tête d'adulte. Je jugeai nécessaire l'application de l'emplâtre que la malade, du reste, réclamait avec instance. Au trente-deuxième jour, le cancer, attaqué en son entier, fit place à un plaie de bonne nature dont la cicatrisation fut très prompte, grâce surtout à la forte constitution de Mme G... Car, ordinaire ment, la cicatrisation marche moins vite pour l'encéphaloïde que pour le squirrhe. Aujourd'hui, la convalescence est en très bonne voie, et nous ne craignons pas la moindre récidive.

CANCER DU SEIN

Le cancer est une affection extrêmement fréquente de la glande mammaire (Fig. 4). Il envahit de préférence le sein gauche ; parfois, cependant, nous l'avons vu attaquer les deux seins à la fois. Il se développe surtout de trente à cinquante ans. Toutefois nous pouvons citer le cas d'une jeune fille de treize ans qui fut atteinte d'un cancer encéphaloïde, à la suite d'un coup très violent reçu en pleine poitrine.

Il se présente sous la forme d'une tumeur dure, bosselée, inégale, adhérant aux tissus voisins.

Au premier coup d'œil, un observateur quelque peu exercé reçonnaît, à l'aspect particulier du sein, la maladie grave à laquelle il a à faire : la teinte violacée de la peau au niveau de la tumeur, la rétraction du mamelon, les douleurs lancinantes sont, pour lui, trois signes positifs qui ne sauraient le tromper.

Si on palpe un sein cancéreux, on constate que la consistance de la tumeur varie depuis l'élasticité du caoutchouc jusqu'à la dureté d'une bille de bois.

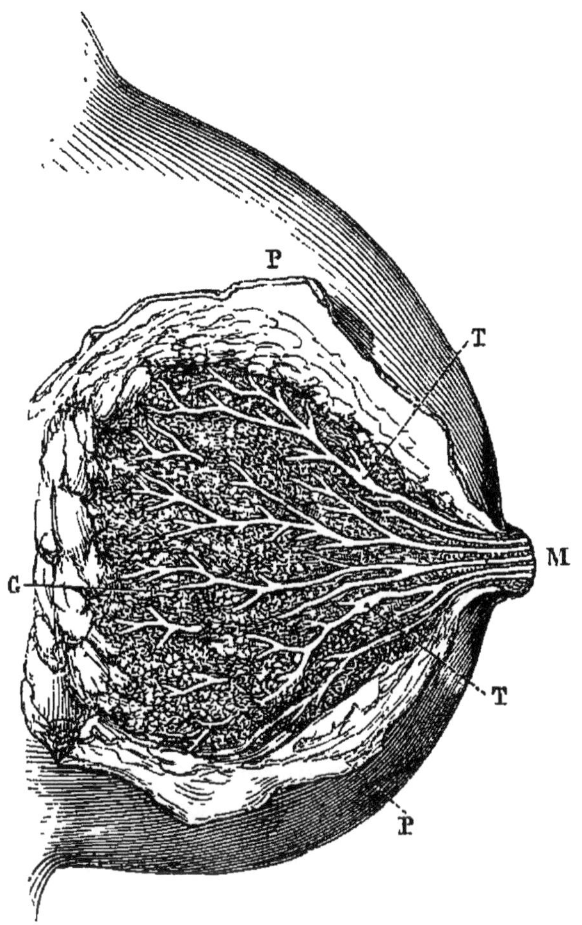

FIG. 4. — *Coupe partielle de la mamelle saine.*

P. Peau et coupe adipeuse sous cutanée, divisée pour montrer la glande.

T. Conduits galactophores.

M. Mamelon.

G. Canalicules formant par leur réunion les conduits galactophores.

Il arrive que le sein atteint de cancer] n'est

pas déformé ; d'autrefois il est, au contraire, tout racorni. Ce dernier état se présente chaque fois que la tumeur débute par la peau ; celle-ci parait alors tannée, comme si une portion de cuir ferme avait pris sa place. Cette transformation gagne de proche en proche, s'étendant vers la poitrine et vers l'aisselle ; de telle sorte que, au bout d'un certain temps, les téguments sont transformés en une véritable cuirasse.

A une période plus avancée, le cancer du sein s'ulcère et devient une plaie dévorante, affreuse à voir, qui secrète quantité d'humeurs d'odeur repoussante. Les ganglions lymphatiques de l'aisselle s'engorgent pour donner lieu à des glandes plus ou moins volumineuses. Il y a des fourmillements dans le bras du côté malade.

Le mal rongeur attaque les côtes, le sternum et tend même à perforer la poitrine.

La malade maigrit ; son teint devient terreux ; l'appétit diminue, les digestions s'altèrent, le dévoiement survient ; et la mort, une mort , faut-il le dire ! bien souvent attendue comme une délivrance, met fin à des souffrances terribles.

Le plus souvent, les femmes ne découvrent leur maladie que par hasard, en se touchant le sein ; car il existe au début une petite dureté qui n'occasionne pas de douleur. C'est quand, plus tard, la douleur augmente de volume, devient plus douloureuse au toucher, et cause des élancements de plus en plus violents, que le mal ne laisse plus de doute sur sa nature.

Ainsi donc, que l'on se tienne pour averti, comme d'une chose hors de toute contestation, que, lorsqu'une tumeur dure, insensible à la pression, existe dans un sein depuis plus d'un an, et qu'il y survient tout-à-coup des élancements douloureux, instantanés, comparables à des coups d'aiguilles, on peut-être assuré qu'une telle tumeur est cancéreuse.

Comme nous l'avons déjà vu, c'est surtout le squirrhe qui attaque le sein, l'encéphaloïde de la mamelle est moins fréquent.

Arrivé à la période de cachexie, le cancer finit par entraîner la mort, qui survient après une longue suite de souffrances. Cette terminaison funeste est habituellement le résultat des progrès du mal; elle arrive souvent aussi à la suite d'hémorrhagies abondantes et répétées, ou de diarrhée.

On a vu pourtant, et ce sont là des cas très-rares, des cancers du sein éprouver, dans leur marche envahissante, des temps d'arrêt, et même se résorber, c'est-à-dire disparaître. D'autrefois, la tumeur se mortifie : elle se gangrène, se détache en plusieurs morceaux, et laisse la place nette.

Il est très important de ne pas confondre le

cancer du sein avec les tumeurs dont nous avons parlé déjà, comme les lipomes; ni avec celles que nous décrirons plus loin : les adénomes et les kystes.

Les lipomes présentent, au sein, leurs caractères ordinaires, et ne consistent guère qu'en bosselures molles, indolores, d'un volume peu considérable, ne s'ulcérant jamais et ne provoquant pas la moindre douleur.

L'adénome de la mamelle est mobile, n'adhère pas à la peau, présente une forme arrondie, est ordinairement constitué par plusieurs lobes que le toucher fait facilement distinguer des bosselures du cancer.

Les kystes enfin, sont plus ou moins arrondis, durs, globuleux, et acquièrent avec lenteur, une élasticité particulière et une fluctuation caractéristique.

Beaucoup de dames s'effraient de l'apparition, au cours de l'allaitement ou même quelques jours après leur couches, d'un durcissement du sein, qu'elles confondent avec une tumeur cancéreuse. C'est simplement un *galactocèle*, ou engorgement de l'une ou l'autre mamelle, surtout chez les femmes qui ont trop de lait ou qui ne l'ont pas fait soigneusement passer. Le sein durcit, se gonfle et l'on sent bientôt sous la peau la présence d'un liquide assez épais.

C'est une véritable tumeur qui finit par s'ouvrir et donne lieu à une fistule. Cette fistule laisse écouler, quelquefois pendant des années entières, des gouttes de lait, et ne se ferme qu'avec la plus grande difficulté, à moins d'être traitée d'une façon toute spéciale.

CANCER DE LA MATRICE

Le *Cancer de la Matrice* constitue la maladie la plus triste qui puisse frapper la femme. Aussi, est-ce en tremblant que nous abordons un pareil sujet : notre plume pourra-t-elle faire un tableau fidèle de ce mal hideux qui dévore l'organe si délicat et si précieux de la gestation ; cet organe qu'un auteur a désigné avec tant de vérité sous le nom de berceau de l'humanité ?

Bien des personnes s'imaginent que cette affection redoutable se montre rarement ; par malheur, il n'en est point ainsi. La statistique et nos observations personnelles prouvent qu'elle est au contraire des plus communes.

Nous avons constaté que, parmi les femmes qui se rendent en notre Cabinet Médical pour se soumettre à l'examen, un dixième environ est atteint d'un *Cancer de la Matrice* à un degré plus ou moins avancé.

La maladie cancéreuse peut envahir tous les

tissus de l'organisme ; mais la matrice est son siège de prédilection ; par rang de fréquence, le sein ne vient qu'en second lieu.

Le grand nombre de femmes atteintes du *Cancer de la Matrice* peut seul donner une idée exacte de l'importance que les médecins spécialistes ont bien raison de lui accorder de nos jours.

Ainsi, en cinq ans, de 1879 à 1884, on a constaté en France, le décès de *dix mille cent soixante-et-une* personnes du sexe féminin mortes des suites de tumeurs cancéreuses.

Ces tumeurs occupaient divers organes. Il convient d'en faire la répartition de la manière suivante :

Cancers de la matrice	5,674
Cancers du sein............	3,238
Cancers d'autres organes ...	1,249
Total......	10,161

On voit d'après ce tableau, encore au-dessous de la réalité — car bien des cas passent toujours inaperçus — que le chiffre des décès, occasionnés par le *Cancer de la Matrice*, comporte à lui seul plus de la moitié des cas relevés.

C'est ordinairement vers l'âge critique qu'on observe l'apparition de ce cancer.

Après avoir comparé les différentes statistiques faites par plusieurs auteurs, jointes au résultat de nos propres observations, nous avons pu établir la moyenne suivante, pour 1,000 cas de *Cancer de la Matrice*, aux diverses époques de la vie :

Avant 20 ans............	10 cas.
De 20 à 30 ans..........	125 cas.
De 30 à 40 ans..........	228 cas.
De 40 à 50 ans..........	603 cas.
De 50 à 60 ans..........	21 cas.
De 60 à 80 ans..........	14 cas.
Total......	1,000 cas.

C'est donc de 30 à 50 ans que cette affection sévit avec le plus d'intensité.

Elle a existé de toute antiquité. Si elle semble plus répandue aujourd'hui, c'est uniquement parce qu'on la connaît mieux, et qu'on a, pour la distinguer des autres maladies du même ordre, des moyens inconnus des anciens médecins. De ce côté, la science médicale a réellement fait un grand pas.

A sa période de formation, c'est-à-dire tout à fait à son début, le *Cancer de la Matrice* échappe souvent, non seulement à l'attention des malades, mais même à celles des personnes de l'art qui n'ont pas l'habitude de traiter ces sortes d'affections.

Il est donc de la plus haute importance que les femmes qui ressentent quelque chose d'anormal du côté des parties sexuelles, sachent rapidement à quoi s'en tenir ; et cela surtout quand elles ont atteint l'âge du retour, époque de la vie de la femme, nous ne saurions trop le répéter, où les affections cancéreuses éclatent avec une grande fréquence et ont une marche infiniment plus rapide.

Puisqu'il importe tant d'être averti de bonne heure, voyons à quels signes on peut reconnaître le développement d'une tumeur cancéreuse sur la matrice.

Pour en faciliter la description, on divise généralement sa marche en trois périodes ou degrés.

Au premier degré, si la personne n'est pas encore arrivée à l'âge critique, si elle *se voit* encore, comme on dit vulgairement, elle remarque des irrégularités dans la venue de ses règles : celles-ci, tantôt suspendent leurs cours pendant un ou deux mois ; tantôt, au contraire, reviennent plusieurs fois de suite en deux ou trois semaines.

Si la personne est arrivée à l'âge de la ménopause elle est bien étonnée, elle qui ne *se voyait* plus, de constater tout à coup l'apparition d'un écoulement blanc ou rougeâtre, paraissant aux périodes correspondantes à celles où se montraient autrefois les règles. Puis, ce sont des hémorrhagies véritables qui se succèdent sans relâche. Il est prudent de se tenir sur ses gardes : le péril est déjà en la demeure. Aussi est-il capital de bien distinguer ces hémorrhagies là d'avec un nouveau retour de règles.

L'écoulement blanc devient toujours mélangé de sang après les rapprochements; cette remarque est d'une grande importance. Bientôt après, la malade commence à ressentir une pesanteur dans la région du nombril, une sensation de pression sur le fondement et sur la vessie, d'où résulte une douleur soit en allant à la garde-robe, soit en urinant. Un peu plus tard, elle éprouve des élancements, d'abord momentanés, puis continus, des tiraillements dans les reins et dans les cuisses, des alternatives de boursoufflement et d'affaissement du ventre. Enfin, il y a gonflement, dureté et sensibilité de la matrice.

Au second degré, le mal se confirme ; le cancer se déclare nettement ; les douleurs augmentent. C'est d'ailleurs à ce moment que la malade, justement inquiète de tous ces symptômes menaçants, vient consulter le médecin. Le spéculum découvre l'étendue du mal et les dégats qu'il peut avoir déjà opérés : le col de la matrice, quelquefois même le corps, rarement les lèvres seules, se présentent tuméfiés, durs, bosselés (Fig. 5), plus ou moins violacés, mais lisses, non encore érodés, et, signe caractéristique, *dòuloureux* à la moindre pression. Au plus léger attouchement, on voit sourdre du sang par l'orifice entrebaillé du col.

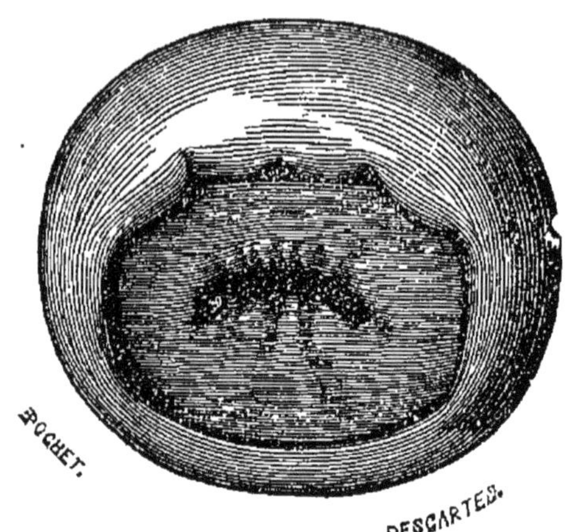

FIG. 5. — Cancer du Col de la Matrice.

En palpant le bas-ventre, on commence à sentir des indurations, des bosselures que leur extrême sensibilité rend parfaitement reconnaissables à qui a l'habitude de ces sortes d'explorations.

A mesure que la tumeur gagne du terrain les douleurs deviennent de plus en plus vives, continues, lancinantes, semblables à des coups de stylet. Les malheureuses femmes souffrent le martyre et sont toujours dans le sang.

Au troisième degré, la tumeur cancéreuse s'ouvre, s'ulcère : le chancre rongeur est formé de toutes pièces. C'est lui qui va dévorer tous les tissus voisins sans jamais s'arrêter dans sa marche destructive : matrice, rectum, vessie, tout y passera. Par ce chancre, par cette plaie béante, de mauvaise nature, s'écoule un liquide jaune-roussâtre, d'une odeur infecte, qu'il suffit d'avoir senti une fois pour ne jamais l'oublier. Il nous est arrivé à plusieurs reprises de reconnaître à cette seule odeur, et sans aucun examen préalable, qu'une femme se présentant à notre consultation, était atteinte d'un *Cancer de la Matrice.*

Le fond des ulcères cancéreux a une couleur variant entre le gris, le brun, le noir, le verdâtre. C'est une vilaine plaie.

De ce fond, naissent parfois des excroissances fongueuses, espèces de champignons qui saignent au moindre contact, et donnent souvent lieu à des hémorrhagies inquiétantes.

Enfin, toute l'économie se trouvant infectée, c'est le mot, la peau prend une couleur jaune-paille, les digestions languissent, le moral s'assombrit, et la mort, qui arrive à courte échéance, met fin à cette redoutable maladie.

Telle est l'issue, toujours fatale, du *Cancer de la Matrice,* toutes les fois qu'un traitement énergique ne vient pas enrayer sa marche en le détruisant jusque dans ses racines les plus profondes.

Si le cancer n'occupe que le col de la matrice, on peut toujours en obtenir la guérison,

par notre Méthode, et une guérison radicale,
complète, sans rechute.

Dans tous les autres cas, il y a encore chance
de guérison, mais lorsque la maladie n'a pas
dépassé le second degré.

CANCER MÉLANIQUE

Ce cancer qu'on appelle encore *mélané*, doit
son nom à sa couleur noire (du grec μελας, noir).
Cette coloration est due à une certaine quantité
de pigment qui infiltre les éléments de la
tumeur.

Le cancer mélanique se présente ordinairement sous forme de masses arrondies, peu volumineuses et très molles. Il laisse échapper un
suc cancéreux assez abondant d'un beau noir,
et qui tache le papier comme l'encre de Chine.
Quand un chirurgien le coupe, il offre l'aspect
d'une truffe. Le suc mélanique, à part sa coloration, possède exactement les mêmes caractères
microscopiques que celui de l'encéphaloïde.

Aussi a-t-on eu raison de ranger cette tumeur
parmi les cancers.

Elle apparaît ordinairement dans l'œil et la
peau, et se répand dans tout le corps avec la

plus grande facilité. Elle attaque bientôt les os dans la matière desquels elle s'infiltre en leur communiquant sa coloration.

Le cancer mélanique est presque toujours multiple et d'un petit volume. Il se termine par la mort du malade, sans même qu'il y ait ulcération.

Lorsqu'il s'ulcère, il s'en écoule un *ichor* grisâtre, mêlé de sang.

EXEMPLE DE GUÉRISON. — M. A. M..., meunier, âgé de trente-cinq ans, fut atteint à l'épaule d'une tumeur qui lui survint queques mois après avoir déchargé un sac de farine. Il ne s'en aperçut que lorsqu'elle fût devenue de la grosseur d'un pois et qu'elle lui fit éprouver de petites douleurs. Il crut d'abord à une simple excroissance de chair et ne fit pas trop attention à la gêne qu'il en éprouvait.

Mais des douleurs augmentèrent peu à peu, et il se forma un autre noyau à côté du premier.

Au moment où M. A. M..., se rendit à notre Cabinet Médical, au mois de Septembre 1883, une troisième tumeur commençait à poindre.

Notre emplâtre fut appliquée sur les trois cancers à la fois, qui ne résistèrent pas longtemps à nos pansements. Il n'y eut aucun écoulement : le suc cancéreux *noir*, se coagula, et les tumeurs disparurent en dix-huit jours.

Depuis cette époque, M. A. M..., nous tient

régulièrement au courant de sa santé. Non seulement les tumeurs n'ont pas reparu ; mais, de plus, il n'en est pas survenu en d'autres points du corps ; et pourtant, s'il faut croire à l'existence d'un *tempérament cancéreux*, pourquoi, à fortiori, un cancer mélanique ne se serait-il pas formé ailleurs ?

4° CANCER COLLOIDE

Cette espèce de cancer est de toutes, celle qui donne le plus matière à discussion. Ainsi, on l'a longtemps confondu avec le *myxome*, à cause de la substance qui le remplit et qui ressemble à de la gélatine ; de là aussi le nom de *cancer gélatiniforme*, que lui a donné Cruveilhier.

Une *matière colloïde*, plus ou moins épaisse, donne à la tumeur un aspect tout particulier, et lui imprime des caractères différents selon son abondance : ce qui fait que le cancer est tantôt opaque, tantôt assez diaphane. Il se rapproche de l'encéphaloïde par sa consistance molle.

La substance qui le remplit a l'apparence d'une gelée tremblotante, jaunâtre, quelquefois rosée quand il s'y est épanché une petite quantité de sang. Cette matière, que la pression fait sortir sous forme de masses irrégulières, ressemblant aux gelées de groseilles, est renfermée dans des cavités qui communiquent entre elles.

Le cancer colloïde suit une marche et présente des signes analogues à ceux des espèces déjà citées : il augmente de volume avec une grande rapidité, mais il refoule les tissus sans les détruire ; de plus, il a peu de tendance à l'ulcération. Pourtant, il entraîne toujours la mort du malade.

Il n'a pas de siège de prédilection ; on le trouve toutefois le plus souvent dans les parois du tube digestif et dans le péritoine ; M. Broca l'a observé dans l'épaisseur de la paroi du rectum ; Lebert dans le sein et dans les poumons. Nous en avons nous-mêmes soigné deux dans la glande mammaire et un au col de la matrice.

Exemple de guérison. — *Cancer colloïde du col de la matrice* — Mme la comtesse de T..., agée de 68 ans, était atteinte depuis près de deux ans d'une tumeur gélatiniforme du col de la matrice. Ce cancer avait atteint un volume considérable, au point d'obstruer complètement le conduit vaginal. L'urine ne passait qu'avec peine et en produisant de cuisantes douleurs, jointes aux élancements causés par la tumeur. Il n'y avait pas ulcération. Nous reconnûmes parfaitement que nous avions à traiter un cancer colloïde d'un développement extraordinaire. L'emplâtre fût appliqué à deux reprises différentes et parvint à avoir raison de cette affection qui fut attaquée sur tous les points à la fois. Nous fûmes assez heureux pour en débarrasser complètement la malade qui depuis un an ne pouvait plus marcher et restait étendue toute la journée sur une chaise longue.

Au bout de dix-huit jours, Mme la comtesse de T..., put se tenir debout pendant quelques instants, puis pendant quelques heures, enfin toute la journée; et, malgré son âge assez avancé, elle peut aujourd'hui marcher comme autrefois. Il n'y a pas eu la moindre récidive : voilà cinq ans qu'elle a bien voulu se soumettre à notre traitement.

5° CANCROIDE ET ULCÈRE RONGEANT

Ce cancer, l'une des manifestations les plus communes des tumeurs malignes, est connu sous un grand nombre de noms : chancre malin, ulcère chancreux, cancer bâtard, épithélioma, cancer épithélial, chancre des fumeurs, cancer des ramoneurs. Citons aussi l'ancienne dénomination donnée à cette production morbide : *noli me tangere,* ne me touchez pas !

A proprement parler, ce n'est pas une tumeur

véritable : il consiste essentiellement au début, soit en une sorte de petite verrue qui grossit, se multiplie, s'étale en chou-fleur; soit en un simple gonflement de l'épiderme qui bientôt se crevasse, se fendille, et se couvre de croûtes sèches, en même temps que l'ulcération s'étend et s'élargit de plus en plus. (Fig. 6.)

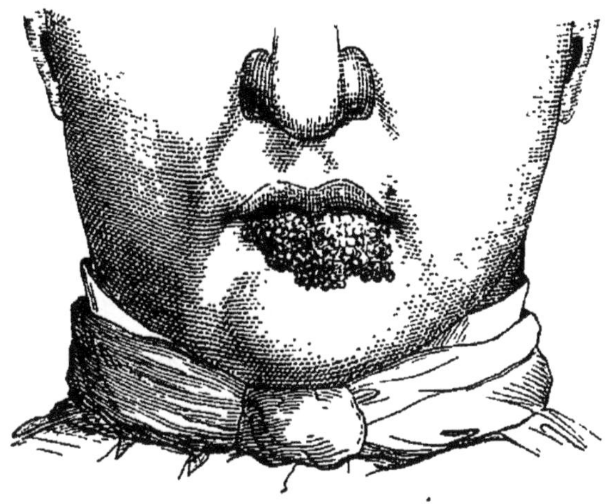

FIG. 6. — Epithélioma de la lèvre inférieure.

Sa marche est sans cesse envahissante, aussi est-ce un véritable cancer, dans toute l'acception du mot.

Le cancroïde se rencontre sur la peau et sur les muqueuses. Les lèvres, les paupières, la langue, la joue, le col utérin, le gland, le prépuce sont ses sièges de prédilection. Il attaque même les organes intérieurs, tels que les ganglions lymphatiques, l'estomac, le foie et les poumons.

Il peut prendre naissance dans le derme, c'est-à-dire dans la peau, ou dans les papilles du derme, ou enfin dans les glandes de la peau; de là, trois variétés particulières : Cancer papillaire. — Cancer dermique. — Cancer glandulaire.

Cancroïde papillaire. — C'est le plus fréquent ; il débute par une hypertrophie des papilles, et généralement alors, il s'empare assez vite de toute l'épaisseur de la peau. Au point attaqué, la couche la plus extérieure ou épiderme, se détache et laisse à découvert le derme constitué par une matière amorphe et granuleuse. Puis, apparaissent des cavités remplies de pus ; il ronge tous les tissus, même les os.

Cancroïde dermique. — Il se fait jour d'emblée dans l'épaisseur de la peau, mais n'est pas accompagné d'hypertrophie papillaire. Au début de l'affection, le derme est épaissi, d'un blanc mat et peu résistant. A l'intérieur, la matière granuleuse qu'il contient, est parsemée de gouttelettes de graisse, puis enfin, de pus.

Cancroïde glandulaire ou folliculaire. — On l'observe dans les glandes qui débouchent sur la peau : glandes sudoripares, glandes sébacées ; et dans les follicules pileux ; il se développe à peu près de la même manière que les précédents.

Quelle que soit son origine, le cancroïde est toujours produit par une irritation quelconque qui s'est fait sentir pendant longtemps, comme l'habitude de la pipe, pour l'épithélioma de la langue et des lèvres ; des rhumes de cerveau fréquents et peu soignés, pour celui du nez ; l'intempérance, pour l'ulcère de l'estomac ; l'abus des plaisirs sexuels, pour celui de la vulve et de l'utérus, etc.

Le cancroïde affecte la forme d'une petite tumeur mal circonscrite, ou d'une ulcération à base plus ou moins indurée. Sa couleur, assez variable, tire sur le rouge.

Il fait disparaître les divers tissus qui l'environnent, surtout le tissu cellulaire, mais il marche moins vite dans le tissu fibreux. Il s'enfonce profondément, en émettant de profondes racines, sous forme de traînées blanchâtres et jaunâtres. Aussi, on comprend facilement qu'il est impossible au chirurgien d'enlever complètement par le bistouri, une tumeur de ce genre ; il n'en peut atteindre les dernières racines, qui se mettent à émettre des prolongements en quelques semaines, et en quelques mois reproduisent le cancer.

Les racines de cancroïde suivent de préférence le parcours des vaisseaux sanguins, en même temps qu'elles en altèrent les parois et les ramollissent, il en résulte des hémorrhagies.

Les muscles sont envahis par *l'ulcère rongeur*, puis les nerfs et les os eux-mêmes.

C'est par cette marche en avant que l'épithélioma de la lèvre inférieure gagne l'os de la mâchoire et finit par emporter toute la joue.

La tumeur cancroïdale peut, pendant long-temps, conserver l'apparence d'une simple saillie de la peau. Mais tout-à-coup elle prend une allure envahissante, surtout si celui qui en est atteint la gratte pour faire cesser les démangeaisons ; alors la croûte tombe, la tumeur augmente de volume, devient douloureuse au moindre frottement et s'ulcère.

Elle laisse écouler une faible quantité d'une humeur claire, de couleur roussâtre, caractéristique qui se concrète sous forme de croûtes inégales.

Le fond de l'ulcère n'est pas une surface plane ; il possède des creux profonds remplis assez souvent d'une matière blanche, semblable à de la crême. Ses bords sont un peu relevés et parsemés de bourgeons charnus.

C'est à leur face extérieure que se produisent ces croûtes provenant de la dessication de l'humeur sanieuse qui a coulé sur les parties voisines. Le malade est toujours tenté d'enlever ces croûtes. Il ressent des fourmillements fort incommodes qui le forcent à se gratter sans cesse ; de la sorte, il ne fait qu'augmenter l'étendue de son mal.

En peu de temps, le liquide de l'ulcère cancroïdal acquiert une odeur fétide, analogue à celle des tumeurs squirrheuses et encéphaloïdes, c'est du véritable *ichor* cancéreux. La tumeur s'étend en surface et en profondeur ; alors arrivent les hémorrhagies.

Le cancroïde n'exerce pas tout d'abord de réaction fâcheuse sur l'économie ; le mal est tout-à-fait local ; mais au bout d'une période de temps très variable, rarement de plusieurs années, souvent d'un an ou deux, ou même, de quelques mois seulement, l'ulcération marchant de proche en proche, comme nous l'avons déjà dit, envahit tout.

Fréquemment des cancroïdes qui ont cheminé au début avec une extrême lenteur prennent brusquement un rapide accroissement ; ce qui se produit toujours si on excite le mal en le touchant, ou en y appliquant un de ces remèdes tant vantés par le charlatanisme.

Le malade finit par succomber, soit au progrès de l'ulcération, soit par infection générale.

La mort est quelquefois hâtée par des troubles spéciaux dépendant du siège de l'ulcération : si la lèvre inférieure est détruite dans une grande étendue, de manière à mettre à découvert les conduits salivaires, l'écoulement continuel de la salive au dehors amène un affaiblissement graduel dont les conséquences sont promptement funestes. Un cancroïde de l'œsophage peut faire mourrir de faim avant que la lésion soit fort avancée.

Enfin, des hémorrhagies et l'érysipèle peuvent emporter le patient en quelques jours.

Deux procédés sont actuellement suivis pour le traitement de l'épithélioma : 1° L'extirpation par l'instrument tranchant ; 2° La cautérisation.

Nous avons déjà condamné l'opération qui, il est vrai, enlève la tumeur ; mais laisse les racines profondes dans les chairs. Ces racines oubliées par le couteau donnent bientôt naissance à un nouveau cancroïde qui se développe avec plus de violence que le précédent.

Quant à la cautérisation, elle ne convient guère qu'aux affections peu étendues.

Notre Méthode, au contraire, est souveraine ; elle détruit le cancroïde jusque dans ses prolongements les plus reculés ; elle opère toujours avec précision, sans compter qu'elle n'inspire au malade aucune frayeur.

EXEMPLES DE GUÉRISON

Cancroïde de la lèvre inférieure. — M. N. V..., de Bruxelles, âgé de 58 ans, fumeur endurci, possédait, à la lèvre inférieure, un cancroïde du volume d'une noisette. Il s'était fait opérer une première fois, puis une deuxième.

Désespéré, il se rendit à notre Cabinet Médical, le 12 mai 1885. Nous pûmes constater la fermeté caractéristique de cette petite tumeur. Elle ne résista cependant pas à une application de notre emplâtre, qui la désagrégea de fond en comble. Ce cancroïde était très douloureux ; il avait produit une assez forte inflammation de la lèvre inférieure, et même de la langue et des amydales. Tout cela disparut avec notre emplâtre.

Cancroïde ou Epithélioma de la joue. — Mlle T. C..., de Tarbes, âgée de 27 ans, avait à la joue, depuis dix ans, une pustule qui se transforma en une plaie. Cette plaie se couvrait de croûtes jaunâtres, se guérissait, puis se rouvrait alternativement, et plusieurs fois dans le courant de l'année. Un soir, en se mettant au lit, Mlle T. C..., arracha, par hasard, la croûte qui s'était formée ; depuis ce moment la plaie envenimée ne voulut plus se refermer, malgré toutes les drogues employées : perchlorure de fer, nitrate d'argent, eau phéniquée. Elle fit même des progrès plus rapides en s'étendant et en s'approfondissant de jour en jour. En même temps, apparurent de violents maux de tête, avec douleurs tellement fortes et lancinantes, qu'elles empêchaient la malade de dormir.

Lorsque Mlle T. C..., vint nous consulter, la plaie était tout-à-fait de nature cancéreuse, elle avait une largeur de quatre centimètres et une longueur de six. Sa forme était celle d'un sillon profond à bords épais et déchiquetés; à l'intérieur, on voyait des fongosités de mauvaise nature, d'où sortait un pus épais et roussâtre, répandant une odeur infecte.

L'emplâtre Alliot fut alors appliqué. Après quoi des pansements méthodiques procurèrent à l'infortunée un soulagement sensible. Pour la première fois, depuis deux mois, elle put dormir tranquillement. Notre traitement fit merveille : il opéra si bien, qu'au bout de huit jours tout ce qui était ulcéré, avait repris son aspect naturel. La plaie se ferma et ne laissa plus qu'une cicatrice molle qui se raffermit en peu de temps.

Mlle T. C..., était enthousiasmée d'un pareil succès; non seulement nous l'avions guérie d'une infirmité repoussante, nous lui avions de plus sauvé la vie ; car le cancroïde abandonné à lui-même, aurait peu à peu emporté toute la figure, et la pauvre enfant serait morte dans d'épouvantables douleurs.

Cancroïde de la langue. — Nous relatons le fait suivant comme un de nos plus beaux exemples de guérison.

Le Dr Alliot avait été appelé, en consultation, au mois de Juin 1876, auprès d'une dame atteinte d'un cancer au sein. Nous ne nous étendrons pas sur les détails de la guérison de ce cancer, car tel n'est point le but de cet article.

La sœur de cette dame, dont l'unique pensée est de faire le bien, nous dit un jour : « Docteur, nous avons, parmi nos pauvres, un vieux jardinier de soixante-quinze ans, le père Jean, qui depuis dix-huit ans, souffre cruellement d'une grosseur à la langue. Voulez-vous aller le voir ? »

Le Dr Alliot acquiesça au désir de sa cliente, et se rendit sur-le-champ à la chaumière du jardinier. Il entra dans une misérable cabane adossée à un rocher humide. Tout au fond, sur un grabat vermoulu, le docteur aperçoit à grand peine, un être chétif n'ayant presque plus forme humaine ; c'est un véritable squelette, incapable de faire le moindre mouvement.

Le pauvre diable reçoit les soins assidus et dévoués de sa petite fille, une gentille enfant de quinze ans, qui répand comme un rayon de soleil au milieu de cette misère. Depuis près de trois ans, le père Jean ne peut presque plus manger ; avec de grandes difficultés, sa jeune garde malade parvient à lui faire avaler un peu de lait bouilli, au moyen d'une pipette qu'elle lui introduit dans la bouche.

Le Dr Alliot constate que la langue est prodigieusement enflée : elle remplit toute la cavité buccale, empêchant la parole et le passage des aliments solides. Après avoir soulevé la langue avec les plus grandes précautions, il aperçoit à la face inférieure, un cancroïde arrondi de quatre centimètres de diamètre, qui suppure et répand tout autour du malade une odeur insupportable. Les ganglions sublinguaux sont engorgés, ainsi que les glandes du cou et de la face. Le père Jean est dans le plus triste-état ; certainement il n'a plus huit jours à vivre. Il faut pourtant tout faire, peut-être pas pour le sauver, mais au moins pour calmer ses douleurs et lui procurer une douce agonie.

Le Docteur Alliot commence par nettoyer la bouche, la remplit de charpie, et fixe sur le cancroïde une emplâtre qu'il maintient pendant deux heures au moyen de bandelettes agglutinatives.

Dès le lendemain, le pansement produit son excellent effet : on commença à remarquer chez le père Jean des signes manifestes d'un bien-être relatif, et quand il aperçoit le docteur, des larmes inondent ses yeux et coulent le long de ses joues amaigries. Il veut serrer la main de son bienfaiteur, mais ses forces le trahissent, et il laisse retomber sa tête sur l'oreiller.

Cependant, l'emplâtre continue sa marche curative. En quelques jours, il désagrège le cancroïde et fait peu à peu disparaître l'inflammation ; la langue reprend son volume normal. En deux semaines, toute trace cancéreuse avait disparue. Seules, les glandes restèrent engorgées.

Le pauvre vieux, entièrement guéri de cette affreuse maladie, put encore vivre quelques années. Il est mort l'année dernière des suites d'une hypertrophie du cœur.

6° CANCER CHONDROIDE

Ce cancer, qu'on désigne aussi sous le nom de *chondrome* ou *enchondrome*, a été pour la première fois décrit, en 1883, par Müller.

Il est peu fréquent, comme aussi, ceux qui vont suivre. C'est pour cette raison que nous nous étendrons peu sur son sujet. Il se développe dans le tissu spongieux des os, sous la forme de petites masses opalines, fermes, offrant tous les caractères du tissu cartilagineux. Ces masses se transforment souvent en vastes poches kystiques d'un volume énorme, pouvant contenir jusqu'à trente litres d'un liquide transparent et inodore.

Le chondrome est moins grave que les cancers déjà étudiés, mais c'est l'un des plus sujets à la récidive. Aussi ne faut-il jamais le faire opérer. Notre Méthode en débarrasse rapidement et complètement le malade.

7° CANCER OSTÉOIDE OU OSTÉOME

Il s'attaque à l'os lui-même, surtout au fémur et aux os du bassin. Il peut, cependant, s'attaquer aux seins. Et même, dans ce dernier cas, la consistance de la tumeur est telle qu'on croirait le cancer entièrement constitué par un os véritable. Le plus souvent l'ossification ne s'étend pas dans toute la masse ; on observe des poches formées par le tissu osseux à l'intérieur desquelles se trouve l'*ichor cancéreux* avec ses caractères spéciaux.

L'ostéome se développe avec rapidité ; il emporte le malade en quelques mois. L'opération a été jusqu'ici complètement impuissante ;. tous les sujets opérés ont vu leur mal récidiver et ont succombé en quelques mois.

Nous n'avons jusqu'à présent constaté que trois cas de cancer ostéoïde qui tous ont pu être guéris par notre Méthode. Celui qui a le plus résisté à nos pansements avait attaqué le fémur d'un vieillard de soixante-douze ans. Cette tumeur a disparu en neuf semaines, grâce à des applications de notre Emplâtre.

8° CANCERS GLAUCOIDES ET VILLEUX

Nous ne citons ici ces cancers que pour mémoire. Ils sont fort rares et ont encore été fort peu étudiés. Le premier se développe sur le crâne; il est caractérisé par sa couleur verte qui lui doit son nom (du grec γλαυκος, vert).

Le cancer villeux apparaît surtout dans le rectum, la vessie, le péritoine. Il est constitué par une sorte de tige centrale sur laquelle se développent d'autres branches avec des bourgeons, ce qui le fait ressembler à un arbre ; de là, le nom de *dendritique* sous lequel on le désigne parfois (du grec δενδρον, arbre.)

D'après le professeur Jaccoud, on a dû confondre avec le cancer villeux les productions papilliformes si communes qui se développent à la surface du cancroïde et celles qu'on peut trouver dans d'autres cancers malins.

Nous avons eu occasion de soigner par notre Méthode quatre cancers glaucoïdes et six cancers villeux. Dans ces dix cas, notre traitement a amené une disparition complète de la tumeur.

Nous tenons à la disposition de nos lecteurs les certificats authentiques qui attestent ces guérisons.

9° CANCER HÉTÉRADÉNIQUE

Cette variété, excessivement rare, décrite par Robin, ressemble un peu au sarcome ; mais l'examen microscopique la rattache au carcinome.

Le cancer hétéradénique affecte tout particulièrement les glandes ; aussi le voit-on surtout à la tête, où il attaque les glandes du cuir chevelu. Mais on l'observe encore dans les muscles et dans les os. Il augmente rapidement de volume, s'ulcère et, comme tous les cancers, *récidive* sur place après l'opération chirurgicale.

Nous n'avons encore pu constater qu'un seul cancer de cette sorte : il s'était montré à la partie inférieure du crâne, chez une dame âgée de trente-neuf ans. Lorsque cette personne vint nous consulter, elle souffrait, depuis cinq mois, de très vives douleurs, en tous points comparables à des coups d'épingle ; de plus, l'ulcère suppurait abondamment.

Comme c'était la première fois que nous traitions une tumeur hétéradénique, nous ne nous prononçâmes pas sur la certitude d'une guérison. Nous essayâmes pourtant notre Méthode. L'Emplâtre fut appliqué avec le plus grand soin, de manière à circonscrire le cancer ; et, à la grande satisfaction de la malade, ainsi qu'à la nôtre, il fut facile de constater que, pour ces tumeurs, comme pour toutes les autres, notre procédé est infaillible. Le mal ne résiste pas aux effets puissants de l'Emplâtre ; car, depuis quatre ans, il n'a pas reparu.

3me classe de tumeurs : ADÉNOMES.

On désigne ainsi les productions accidentelles dont les éléments sont formés de la même manière que les glandes. Ce sont des tumeurs assez bénignes.

Ces productions peuvent être analogues ou non aux glandes de l'économie. Dans le premier cas, elles se développent soit dans l'épaisseur d'une glande normale, soit dans son voisinage. Ce sont les adénomes proprement dits. Dans le second cas, elles apparaissent dans les régions privées de glandes ; ce sont les pseudo-adénomes, appelés encore tumeurs hétéradéniques ou hétéradénomes.

Les adénomes sont des tumeurs sphériques lobulées, mobiles et indolentes. Elles sont pourtant quelquefois douloureuses pendant les règles, et peuvent, dans ce cas, donner naissance à des douleurs névralgiques. Leur volume est assez variable. Leur consistance, souvent molle, les fait prendre parfois pour des cancers encéphaloïdes ; d'autrefois, au contraire, ils sont durs : on les confond avec les cancers fibreux.

La terminaison de l'adénome devient funeste lorsque la tumeur s'ulcère ; la suppuration abondante et fétide épuise en effet le malade.

Parmi les principaux adénomes, nous pouvous citer le goître, causé par ie développement exagéré de la glande thyroïde ; l'hypertrophie des mamelles (Fig. 7), des amygdales, des glandes lymphatiques.

———————◆———————

4ᵉ Classe de tumeurs : **KYSTES ; LOUPES**

Les kystes sont des tumeurs qui se produisent aussi bien sur la peau qu'à l'intérieur du corps ; elles sont formées d'une membrane distincte sans ouverture, renfermant des substances ordinairement liquides, quelquefois solides (Fig. 8).

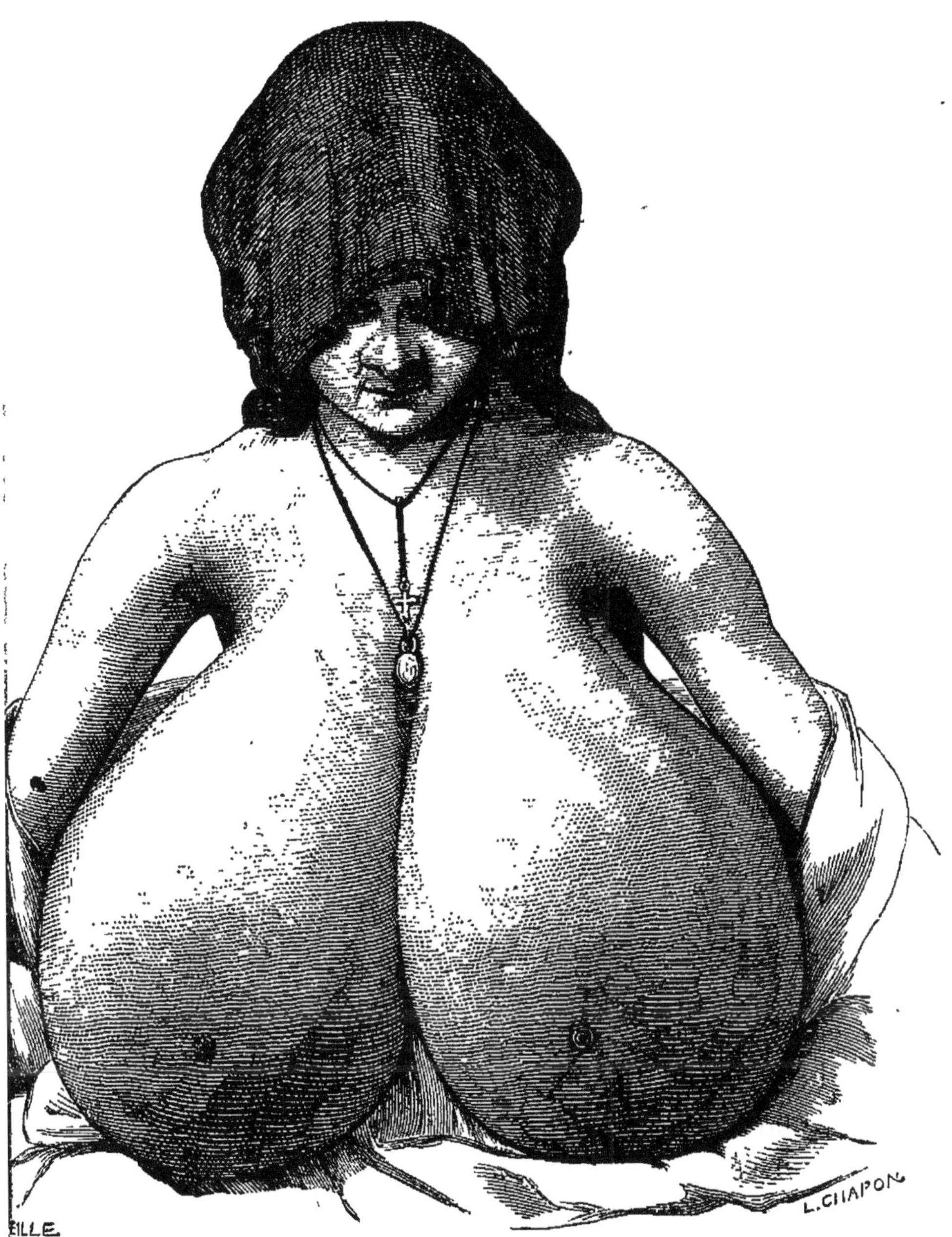

FIG. 7. — Hypertrophie des mamelles.

On les divise en deux groupes : les kystes à parois naturelles et les kystes à parois accidentelles.

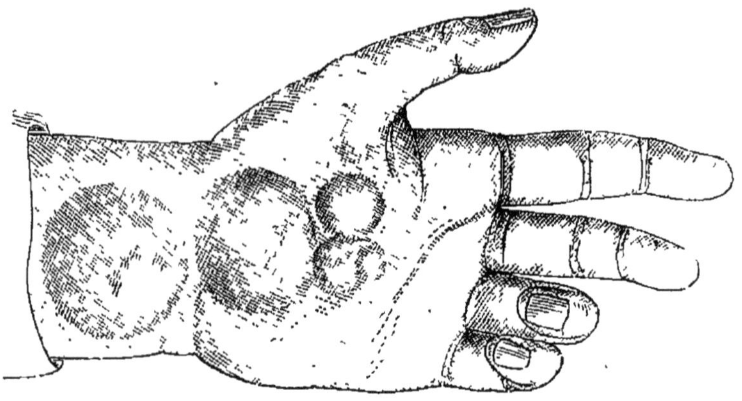

Fig. 8. — Kyste en bissac et à grains riziformes des régions palmaires de la main et antérieure de l'avant-bras.

KYSTES A PAROIS NATURELLES

Ils comprennent la plupart des tumeurs kystiques. Les principaux sont les suivants :

Kystes sébacés. — On les rencontre sur toute la surface de la peau, excepté aux endroits les plus résistants tels que la paume de la main ou la plante des pieds. Quand ils siègent à la tête, ce sont des *loupes* ; on les rencontre encore assez souvent au sein.

Les kystes sébacés contiennent une véritable graisse plus ou moins épaisse, renfermée dans une poche formée de deux membranes : une externe, mince ; et une interne, épaisse, n'adhérant pas à la première. La matière grasse renfermée à l'intérieur ressemble tantôt à du miel, tantôt à de la bouillie, d'autrefois à de la cire.

On ne s'aperçoit ordinairement de la présence d'un kyste sébacé, que lorsqu'il a acquis la grosseur d'une noisette. Cette tumeur augmente très lentement, s'arrête souvent dans sa croissance, et ne cause pas de douleurs ; mais elle peut gêner par sa situation, lorsqu'elle atteint un volume considérable.

Dans quelques circonstances, la peau s'amincit, s'ulcère ; le contenu s'échappe ; mais l'ulcération ainsi produite ne doit pas être confondue avec celle d'un cancroïde.

Les loupes se distinguent du lipome en ce que celui-ci a une base large et qu'il présente des bosselures manifestes, si l'on vient à toucher la peau à sa surface.

Elles n'ont aucune tendance à guérir d'elles-mêmes. Certaines personnes, voulant les faire disparaître, s'imaginent qu'elles n'ont qu'à les percer avec une épingle, ou même à les couper avec un rasoir. Non seulement ces pratiques sont dangereuses, parce qu'elles peuvent amener des érysipèles, mais de plus, elles sont toujours suivies de récidive.

3

Pour des raisons analogues, il faut absolument repousser le bistouri.

Cette infirmité gênante est radicalement guérie par notre Méthode. Nous avons fait disparaître un nombre considérable de loupes. Qu'on nous permette de citer deux cas de guérison.

EXEMPLES DE GUÉRISON

Loupes du cuir chevelu. — M. N. D., menuisier, habitant une localité voisine de Paris, avait sur la tête cinq loupes, dont trois étaient de la grosseur d'une bonne noix, et deux autres atteignaient le volume d'une orange. Elles l'incommodaient beaucoup, car il lui était impossible de se coiffer ; de plus, il était en but aux quolibets de ses amis qui le plaisantaient sur ses cinq bosses. Aussi, après avoir longtemps hésité, et constatant que les tumeurs suivaient une marche progressive, se décida-t-il à venir nous trouver.

Après l'avoir assuré, non seulement qu'il guérirait complètement, mais encore qu'il ne serait en rien obligé d'interrompre son travail, nous appliquâmes, le même jour, notre emplâtre sur les cinq loupes à la fois.

Les tumeurs les plus petites cédèrent en une semaine à notre traitement ; mais les deux autres, plus anciennes, résistèrent davantage

Elles disparurent cependant, l'une au bout de quatorze jours, et l'autre au bout de seize.

Loupe au front. — Mlle O. B., âgée de 24 ans, caissière dans un des grands magasins de Paris, était affligée, depuis quelques années, d'une loupe au front, à la naissance du nez. Cette loupe, après avoir grossi quelque temps, était arrivée à acquérir le volume d'une amande ; puis son évolution était restée stationnaire. Néanmoins, Mlle B. craignait de la voir reprendre sa marche ascendante, et surtout, avait peur, qu'avec l'âge, elle ne produisit un cancer.

Elle consulta une sage-femme qui, dans le quartier, avait une grande réputation ; au moyen d'une certaine eau, qui n'était autre chose que l'acide nitrique, ou *eau forte*, elle brûlait certaines petites excroissances de chair, comme les verrues, les poireaux, les durillons, cors, etc. Elle se vanta d'anéantir la loupe. Mais, ce procédé violent n'eut d'autre effet que de faire souffrir horriblement l'imprudente qui s'était fiée aux pratiques de ce médecin en jupons. Mlle B. vint alors nous trouver et, en huit jours, l'emplâtre eut facilement raison de sa loupe.

Kystes glanduleux. — Ils résultent d'une dilatation anormale qui se fait sentir sur une partie de la glande, soit sur le conduit excréteur, soit le plus souvent, sur un des lobules ou *acini* de la glande. Ils contiennent un liquide visqueux et incolore.

.Ces kystes s'attaquent à toute glande de l'économie : foie, reins, ovaire, corps thyroïde, pancréas, glandes salivaires.

Le plus important est le kyste de l'ovaire dont nous allons nous occuper avec quelques détails.

KYSTE DE L'OVAIRE.

L'Ovaire, cet organe si important et si délicat qui produit l'œuf humain, est sujet à une inflammation très grave, qui est l'*Ovarite*.

Cette inflammation surgit après l'accouchement, ou à la suite d'un coup sur le bas-ventre, ou après plusieurs fausses couches ; enfin, elle survient comme conséquence d'un grand nombre d'accouchements laborieux.

L'ovarite donne naissance à une tumeur dont on peut parfaitement constater la présence en palpant les parois du ventre ; elle produit de vives douleurs, des vomissements et de la fièvre. L'inflammation peut disparaître d'elle-même ; cependant, dans beaucoup de cas, elle se termine par un abcès dont la rupture, dans l'ab-

domen, peut donner lieu à une péritonite mor-
telle.

C'est presque toujours une ovarite qui est le
point de départ du kyste. L'ovaire alors, est
tantôt converti en une vaste poche pleine d'eau
formant le *kyste uniloculaire* ; tantôt, il est
partagé en plusieurs cavités dépendantes ou
non les unes des autres, et formant le *kyste
aréolaire*.

Le liquide enfermé dans la tumeur est plus ou
moins limpide ; il peut acquérir la consistance
de la gelée, et devenir très abondant ; il distend
alors les parois du kyste. C'est une véritable
hydropisie. En quelques années, le ventre devient absolument monstrueux.

Généralement, cette dégénérescence n'atteint
qu'un des ovaires ; de plus, les symptômes du
mal offrent de telles analogies avec ceux d'une
simple grossesse, que certains médecins peuvent s'y tromper. On a cité des cas, rares il est
vrai, où le chirurgien, croyant avoir affaire à un
kyste, taillait dans le ventre, et retirait des
morceaux de fœtus !

Le kyste de l'ovaire diffère pourtant bien de
la grossesse : absence de tout mouvement et de
tout bruit révélant la présence d'un fœtus ; forme
et résistance de la tumeur qui est ovoïde, glo-
buleuse, fluctuante ; absence aussi de gonflement des mamelles.

La tumeur ovarique, grossissant de plus en plus, refoule tous les organes voisins devant elle, comprime les vaisseaux et se termine, quand les fièvres et l'épuisement n'ont pas tué la malade, par une rupture effroyable, suivie de mort.

Kystes séreux. — On sait qu'on appelle *séreuse* ou *membrane séreuse,* un système d'enveloppes formant poche autour de tous les organes qui doivent effectuer des mouvements dans notre corps. Ces organes sont, pour ainsi dire, coiffés par la séreuse qu'ils refoulent devant eux ; leur paroi se soude à la partie refoulée que l'on nomme *feuillet interne* de la séreuse ; tandis que l'autre partie, ou *feuillet externe*, vient s'appliquer sur le feuillet interne, de manière qu'il n'existe plus entre les deux parties qu'un très petit intervalle rempli par du liquide. Ce liquide est destiné à faciliter le glissement des deux feuillets l'un sur l'autre pendant les mouvements des organes.

Le kyste séreux offre généralement assez de résistance ; sa consistance est celluleuse, fibreuse, cartilagineuse ou même calcaire ; il présente souvent un certain nombre de loges. Le liquide contenu dans la tumeur est tantôt clair et limpide, tantôt coloré et visqueux. Sa coloration est d'un jaune plus ou moins foncé.

Le volume des kystes séreux varie depuis la

grosseur d'une aveline, jusqu'à celle d'une tête d'enfant. Dans ce dernier cas, les organes voisins se déforment, s'atrophient et s'enflamment ; les os peuvent même être amincis.

La tumeur séreuse grossit lentement, sans provoquer beaucoup de douleurs ; mais elle produit de la gêne et des difformités. Aussi, ne doit-on pas hésiter à la faire disparaître. On parviendra facilement à ce but, par l'emploi de notre méthode.

Kystes vasculaires. — Ils se produisent dans la cavité d'un vaisseau oblitéré. Tels sont certains kystes du placenta et les kystes hémorrhoïdaux. Pour ces derniers, nous renvoyons le lecteur au chapitre des hémorrhoïdes

---

KYSTES A PAROIS ACCIDENTELLES

Ce sont des tumeurs renfermées dans un sac formé lui-même aux dépens des tissus voisins.

Nous allons examiner les principaux, ainsi qu'il suit :

Kystes sanguins ou hématiques. — Ces tumeurs proviennent de l'épanchement du sang hors de ses voies normales, toutes les fois qu'une membrane se forme autour de l'épanchement.

Le sang ainsi enfermé s'altère plus ou moins; sa matière colorante peut-être résorbée. Les kystes sanguins ont toujours une durée fort longue.

Kystes fœtaux. — Ils se montrent dans l'ovaire ou aux alentours, même chez les jeunes filles vierges. Ils prennent aussi naissance dans le thorax, dans l'épaisseur du péritoine, dans la cavité abdominale, dans le scrotum.

Leur contenu est fort variable : on y trouve des poils (d'où leur nom de *kystes pileux*), des débris de peau, des dents, des fragments d'os, assemblage étrange, qui classe ces tumeurs parmi les monstruosités, plutôt qu'au rang des productions pathologiques véritables.

Kystes à entozaires. — Les entozoaires sont des animaux parasites qui vivent dans le corps de l'homme. Certains de ces êtres, tels que l'échinocoque et le cysticerque, s'entourent d'une membrane et constituent ainsi un véritable kyste. On sait que ces êtres sont des formes du ver solitaire.

Dans chaque kyste, il y a un grand nombre de boules, ou *hydatides*, dont le volume varie depuis le gros d'une lentille jusqu'à celui d'un œuf. Chaque hydatide est une vésicule à parois tremblotantes comme une masse de gélatine; à l'intérieur, il y a un liquide transparent sans viscosité.

A la face interne des hydatides, sur une membrane spéciale, nommée *germinale*, prennent naissance les échinocoques, au nombre de quinze à vingt ; ils nagent dans le liquide. Comment sont-ils venus en un point déterminé du corps, et y ont-ils formé des hydatides, puis des kystes ? C'est ce qu'on ne peut encore déterminer d'une manière bien précise.

Le liquide des kystes à entozoaires, diffère en ceci de celui de tous les autres kystes, c'est qu'il ne renferme pas d'albumine.

Kystes développés autour de corps étrangers. — Si un corps étranger est introduit dans nos tissus, il peut s'entourer d'une membrane qui l'isole des parties voisines, et empêche toute action novice de sa part.

Ainsi, on a vu des balles séjourner dans les poumons sans causer le moindre accident ; des fourchettes, des cuillères, des couteaux même, ont pu traverser les parois du tube digestif et sortir en un point quelconque de l'abdomen sans occasionner de danger.

------◆------

TUMEURS ÉRECTILES

TACHES DE VIN

Ces productions sont ordinairement de petit

volume, et proviennent du développement anormal des capillaires, ou dernières ramifications
des artères ou des veines. On les observe, la
plupart du temps, à la surface extérieure de la
peau.

Les tumeurs érectiles sont congénitales, c'est
à-dire qu'on les apporte en venant au monde ;
d'autres fois, elles se font jour plusieurs années
après la naissance, sans cause apparente.

On leur donne encore le nom de *nœvi materni*,
ou *taches de naissance, lies de vin*, etc.

Fréquentes au visage, au cou, aux épaules,
aux poignets, aux cuisses, elles sont du rouge
vineux que tout le monde connaît bien. Avec
l'âge, la tache peut grandir et donner naissance
à une production plus ou moins volumineuse,
que l'on désigne sous une appellation variable,
suivant son apparence : fraise, groseille, cerise, framboise.

D'autres fois, la tumeur occupe une étendue
assez forte ; c'est une simple tache d'un
rouge foncé, plus apparente en été qu'en hiver,
et affectant les formes les plus bizarres, jusqu'à
simuler des animaux : souris, oiseaux, lézards,
poissons, images. Ce serait d'après la croyance
populaire, les êtres qui auraient frappé l'imagi-
nation de la mère pendant la grossesse.

Les tumeurs érectiles ne sont pas douloureuses,
et n'ont aucune issue funeste.

Rien n'est plus curieux que l'effet de l'emplâtre sur les *nœvi*. La plupart du temps pour ne pas dire toujours, la tache s'efface sans qu'il reste de cicatrice apparente.

Les tumeurs érectiles ne sont pas douloureuses et n'ont aucune issue funeste, avons-nous dit, mais tout le monde cherche à s'en débarrasser. On emploie, dans cette espérance, quantité de drogues qui ne produisent absolument aucun effet. Le traitement électrique réussit toutefois, mais son efficacité est très lente à se manifester.

Notre Méthode au contraire fait disparaître toutes ces taches avec la plus grande promptitude. La tumeur érectile, quel que soit son volume et sa forme, fond, pour ainsi dire, et cela, sans laisser la moindre trace.

On doit bien se garder surtout de l'extirpation, qui provoque des hémorrhagies, laisse le champ libre à la récidive, et fait une plaie dont la marque se voit toute la vie, amenant ainsi un stigmate plus vilain que celui qu'on voulait détruire.

Dans certains cas, on peut confondre la tumeur érectile avec une tumeur cancéreuse très vasculaire. Cependant cette dernière est plus ferme, et ne se réduit pas complètement par la pression; de plus, elle occasionne les douleurs lancinantes, caractéristiques du cancer, et en suit la marche drécipitée.

EXEMPLES DE GUÉRISON

1° M. H. B..., agé de 29 ans, demeurant à Paris, possédait à la joue droite, à environ quatre centimètres au dessous de l'œil, une excroissance rouge de la dimension d'une cerise. Cette grosseur ne le faisait nullement souffrir, mais comme elle le défigurait, il chercha à s'en débarrasser.

Dans ce but, il avait essayé un grand nombre de drogues qui lui firent plus de mal que de bien. Il eut alors l'idée de s'adresser à nous. Notre Emplâtre agit sur la tumeur érectile en un temps fort court et la désagrégea complètement sans qu'il restât de cicatrice appréciable.

2° Mᶫᶫᵉ P. A., âgée de dix-neuf ans, habitant la Bretagne, avait, à la partie inférieure du cou et un peu au-dessus du sein gauche, une tache de vin d'une étendue d'environ dix centimètres, et représentant grossièrement un poisson. Divers traitements avaient été essayés sans succès; entre autre, celui qui consiste à faire passer sur la tache, des courants électriques dans toutes les directions. L'électro-poncture n'avait donné que des résultats négatifs.

Le nitrate acide de mercure appliqué ensuite, n'eut d'autre effet que de causer à la jeune fille des douleurs atroces.

Notre emplâtre fut placé sur toute la surface du mal, en suivant le dessin de la tache dans ses contours bizarres. A la grande satisfaction de tous, le vilain poisson rouge disparut sans laisser de trace.

VERRUES.

On désigne ainsi de petites tumeurs de la peau, sorte d'excroissances qu'on rencontre à la face dorsale des mains, aux doigts et au visage. Elles sont produites par une hypertrophie des papilles recouvertes d'épiderme. Rarement solitaires, elles sont le plus souvent groupées de manière à former des plaques plus ou moins étendues.

Il y en a de deux sortes : la variété *filiforme* et la variété *aplatie*. Les premières sont pédiculées et constituées par une substance molle recouverte par la peau ; ce sont les verrues proprement dites. Les autres sont dures, aplaties, et composées de filaments fibreux, parallèles, qui s'écartent de manière à former des fentes, des crevasses ; elles portent les noms bien connus de *poireaux*, *oignons*, *œils de perdrix*.

Il est mauvais de couper les verrues ou d'en

faire la ligature : ces opérations sont douloureuses et présentent des dangers. Aussi, depuis
longtemps, on se contente de toucher tous les
jours l'excroissance avec une goutte d'acide nitrique. La production est peu à peu rongée.

Mais notre emplâtre agit avec beaucoup plus
de justesse, et surtout évite les inflammations
de la peau provoquées par l'acide, inflammations qui dans certains cas, amènent des érysipèles et des phlegmons dangereux.

Nous guérissons ainsi chaque année des mil-
liers d'excroissances de ce genre.

HÉMORRHOÏDES.

Tout le monde sait que l'on entend par hémorrhoïdes des tumeurs sanguines, sujettes aux
hémorrhagies, constituées par la dilatation per-
manente des veines du rectum. Elles font quelquefois saillie hors de l'anus, et forment alors
un bourrelet tendu et violacé; mais souvent
elles sont placées à l'intérieur du conduit, et
l'on n'en constate la présence que par le toucher ou par le spéculum.

Un écoulement hémorrhoïdal régulier, pério-
dique, peu abondant, n'est point sans utilité
chez certaines personnes exposées à de plus

graves congestions vers d'autres organes. Chez les femmes, il supplée souvent les règles passagèrement ou définitivement supprimées; enfin, il diminue, dans une proportion plus ou moins grande, le malaise, la gêne et les trop vives douleurs que font éprouver les bourrelets hémorrhoïdaux gonflés parfois jusqu'à rendre la défécation non seulement très douloureuse, mais même impossible.

Les hémorrhoïdes sont presque toujours héréditaires ; cependant certaines circonstances peuvent en déterminer l'apparition accidentelle, ce sont: la nourriture animale et excitante, certains obstacles mécaniques à la circulation abdominale, comme les vêtements trop serrés (le corset), la constipation habituelle, la grossesse, l'usage des purgatifs drastiques.

Les hémorrhoïdes peuvent, quelquefois, donner lieu à de véritables hémorrhagies qui plongent les malades dans une anémie profonde.

Les hémorrhoïdes externes occasionnent peu de douleur, lorsqu'elles ne sont ni trop développées, ni trop excitées par une vie sédentaire et l'emploi intempestif de purgatifs. Quoiqu'il en soit, elles constituent une infirmité répugnante, dont il importe de se débarrasser.

Un grand nombre de remèdes, aussi variés qu'impuissants, ont été jusqu'ici proposés dans ce but ; mais la plupart, pour ne pas dire tous, ne produisent qu'un bien relatif et une amélioration passagère. Tels sont les onguents, les pommades, les lotions et tous les autres médicaments dont les pharmacies sont encombrées. Pour arrêter les hémorrhagies on prend généralement des lavements froids additionnés d'une petite quantité de tannin ou de perchlorure de fer.

Notre Méthode fait disparaître facilement les hémorrhoïdes externes, et en débarrasse à jamais les malades.

Quant aux hémorrhoïdes internes, elles sont extrêmement douloureuses. Au début, la tumeur rentre d'elle-même dans le rectum, après la défécation ; plus tard, le malade doit en faire la réduction avec les doigts ; et enfin la tumeur devient irréductible. Alors, elle s'ulcère, suppure, se gangrène, et donne lieu à des fistules dont nous allons dire deux mots.

FISTULES

On désigne sous le nom de fistules, des trajets sinueux, en zig-zag, sorte de tunnels creusés dans les chairs, qui s'ouvrent tantôt sur la peau, tantôt dans l'intestin ou dans le vagin, l'urèthre, etc.

Les plus importants sont les fistules à l'anus. On ne doit pas les confondre avec les fissures qui sont gênantes et cuisantes pendant la station assise ou la marche, et occasionnent, lorsque le malade se rend à la garde-robe, une cruelle sensation de déchirure qui fait pousser les hauts cris.

La fistule est toujours moins douloureuse que la fissure, tout en étant plus profonde. Elle

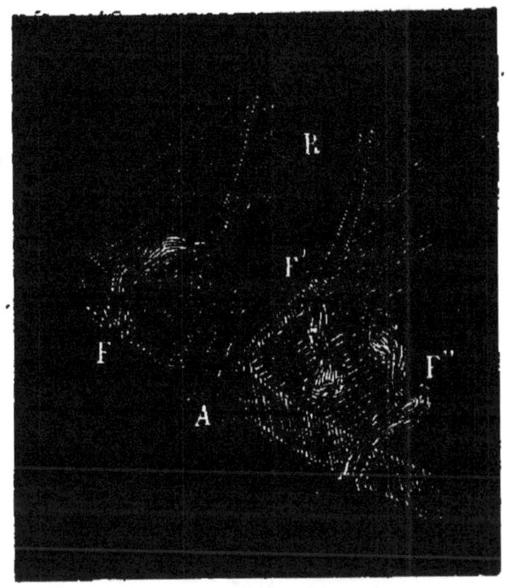

Fig. 9. — *Fistules à l'anus.*

A. Anus.
R. Rectum.
F. Fistule complète, c'est-à-dire pourvue de deux orifices et d'un
    trajet intermédiaire.
F' Fistule borgne interne.
F" Fistule borgne externe, c'est-à-dire s'ouvrant à l'extérieur.

est formée d'un ou plusieurs canaux sinueux qui s'ouvrent dans le rectum pour aller déboucher à l'extérieur, au voisinage de l'anus : c'est la *fistule complète.*

Il y a encore deux autres sortes de fistules : les *borgnes-internes*, qui communiquent seulement avec l'intestin ; les *borgnes-externes*, qui s'enfoncent dans les tissus sans atteindre la cavité du rectum et s'ouvrent sur la peau. (Fig. 9).

La plupart des chirurgiens, après avoir essayé inutilement la cautérisation au nitrate d'argent ou les injections de teinture d'iode, traitent les fistules par une véritable opération ; ils emploient l'instrument tranchant ou le fer rouge. Par notre Méthode, au contraire, la guérison est obtenue en quelques jours, et sans qu'il s'écoule la moindre goutte de sang.

GANGRÈNE.

Dans certains cas de gangrène localisée, notre Méthode de traitement par l'Emplâtre donne les résultats les plus brillants.

Il circonscrit la plaque gangréneuse et en arrête le progrès.

Toutes les fois qu'il s'agit de la gangrène des

membres (fig. 10), notre traitement remplace avantageusement l'opération chirurgicale. Pour la gangrène de *cause interne*, nous attendons

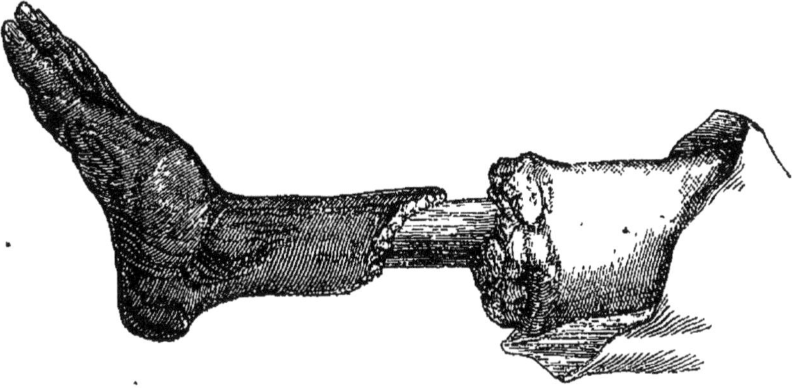

Fig. 10. — Exemple de gangrène sèche (d'après Follin).

la séparation indiquée par la nature avant d'appliquer nos pansements. Pour la *gangrène traumatique*, nous n'attendons pas la formation du cercle ; nous agissons immédiatement.

L'effet de notre Emplâtre est très curieux à observer. Sous son influence, les chairs mortes comme les os nécrosés, se séparent, en quelques jours, des tissus et des os sains, et une cicatrisation rapide met fin à tout état alarmant.

NOTRE MÉTHODE

La Méthode expérimentale qui nous a été léguée par notre aïeul P. Alliot, et qui, depuis, a toujours été employée avec le plus grand succès, diffère essentiellement de tout ce qui a été fait jusqu'à ce jour, en thérapeutique, au sujet des tumeurs. Elle ne comporte aucune opération par l'instrument tranchant. Elle est donc tout à fait opposée au traitement chirurgical qui, lui, est basé sur l'emploi du bistouri et du fer rouge· On sait que ce traitement n'a pas varié depuis des siècles : mêmes instruments, mêmes procédés opératoires, mêmes tortures, mêmes accidents, *mêmes récidives* et mêmes insuccès.

S'agit-il, par exemple, d'un cancer ? le chirurgien, le couteau ou le thermocautère à la main, détruit la tumeur par le fer ou par le feu. Certes, s'il n'y avait à redouter que la douleur provoquée par ces moyens violents, le chloroforme serait là pour la calmer. Mais, apparaît une perspective bien plus grave, qui devrait suffire, à elle seule, à faire proscrire définitivement les opérations de cette nature ; et, cette perspective, nous l'avons déjà nommée : c'est la *récidive* ou réapparition sur place de la maladie.

Et pourquoi cette réapparition du cancer dans le lieu même qu'il occupait? C'est que le bistouri est impuissant à extirper les racines du mal ; il laisse toujours dans la plaie des germes à l'aide desquels le cancer se développe de nouveau.

Chose significative, les grands chirurgiens eux-mêmes, arrivés à la fin de leur carrière, ont avoué que l'opération sanglante des tumeurs et, en particulier celles du cancer, ne leur avait donné que des revers; ainsi l'ont déclaré Boyer, Desault, Bayle, Cayol, Lebert, Broca, Nélaton, Seutin, etc. Il était bien temps de reconnaître une semblable erreur après avoir taillé et coupé pendant toute une existence !

Chacun le sait, les choses ne sont pas changés aujourd'hui ; aussi, malgré les enseignements de ces princes de la science, continue-t-on de plus belle à conseiller aux malheureux cancéreux l'opération par l'instrument tranchant ; puis, froidement, le mal est attaqué par le couteau et la plaie refermée en toute confiance, sans s'inquiéter du lendemain. Qu'arrive-t-il?

La tumeur enlevée comme à l'emporte-pièce par ce *système coupe-net*, laisse fatalement des racines dans les tissus voisins ; sur ces racines, de nouveaux bourgeons cancéreux se développent, grossissent, et une tumeur semblable à la première se fait jour au même point : tout alors est à recommencer.

Peut-on dire que *la récidive* est le fait de la maladresse de l'opérateur ? Evidemment non, puisque nous voyons les opérations pratiquées par les grands maîtres avec toute l'habileté possible échouer misérablement. Ici, ce n'est donc pas l'inexpérience, mais la mauvaise méthode. Le bistouri ne convient pas au cancer, nous le répétons, si malgré tout, on persiste à s'en servir, fût-on un Nélaton, le cancer n'est pas plus tôt opéré que, semblables aux tronçons de l'hydre de Lerne, ses ramifications le reproduisent au centuple ! Boyer l'avait déjà proclamé, et l'Ecole de Paris le répète chaque jour au point de rejeter toute opération. « Malgré cela, dit un écrivain distingué, l'on se tromperait étrangement si l'on se figurait qu'on abandonnera un procédé — condamné comme défectueux, parce qu'il a fait d'innombrables victimes — pour adopter une Méthode qui ne présente aucun danger, et qui guérit. Non, non, on ne le fera pas, parce que l'opération par les instruments tranchants porte en elle un certain cachet

qui relève le chirurgien aux yeux du public.
Mais il nous semble que la vie des malades a
bien aussi son importance, et que les conve-
nances de l'homme de l'art devraient s'effacer
devant l'intérêt des patients. »

Plusieurs médecins justement frappés des
imperfections et des tristes résultats du traitement chirurgical, ont cherché, comme P.
Alliot, un moyen de guérir les tumeurs sans
opération.

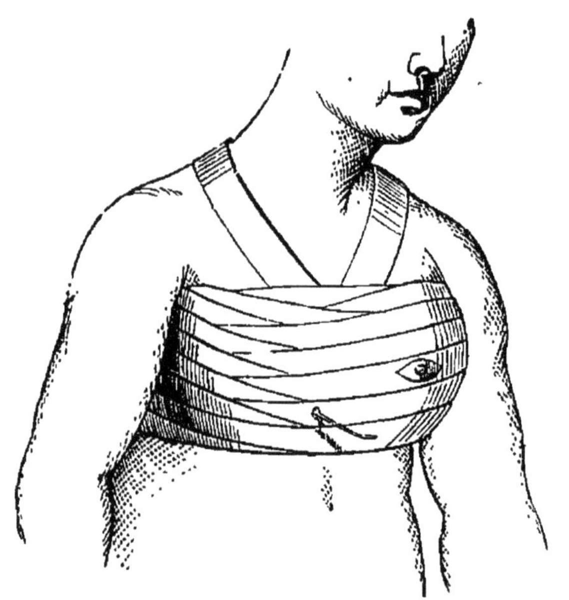

Fig. 11. — Application de l'Emplâtre sur le sein.

Ils ont eu recours aux *caustiques*, c'est-à-dire
à des substances chimiques d'une grande puis-
sance, qui *brûlent* et *empoisonnent*. Ces subs-

tances présentent les plus grandes variétés : indépendamment des caustiques *arsénicaux*, nous avons vu surgir, dans ces derniers temps, divers agents de cautérisation : les pâtes de Vienne, de Bougard, de Canquoin, du frère Côme, de Landolfi, de Velpeau, les flèches de Maisonneuve. Pour la constitution de ces pâtes, on a demandé à la chimie ses composés les plus énergiques : la potasse, le chlorure de zinc, l'acide nitrique.

On conçoit facilement les douleurs atroces que doivent causer de semblables préparations aux infortunés malades qui ne craignent pas de se soumettre à un pareil traitement.

Dans un autre genre, on a préconisé des extraits végétaux ; tel est l'*extrait de guaco*, qui a eu son moment de vogue, et dont certains spécialistes ont usé et même abusé. C'est un suc sans propriété aucune, dont l'application sur la peau ne fait ni bien ni mal.

On se demande comment des médecins osent employer de telles drogues, et, sans le moindre scrupule, n'hésitent pas à les appliquer sur des organes malades. Ils savent parfaitement que la guérison n'arrivera pas ; ce qui ne les empêche nullement de renouveler, sur leurs malheureux clients, les supplices du moyen-âge !

Sans entrer ici dans de longs détails sur la composition de notre Emplâtre, nous pouvons

affirmer au lecteur qu'il est composé de ma
tières complètement inoffensives ; leur absorption ne peut contribuer qu'à purifier la masse
du sang.

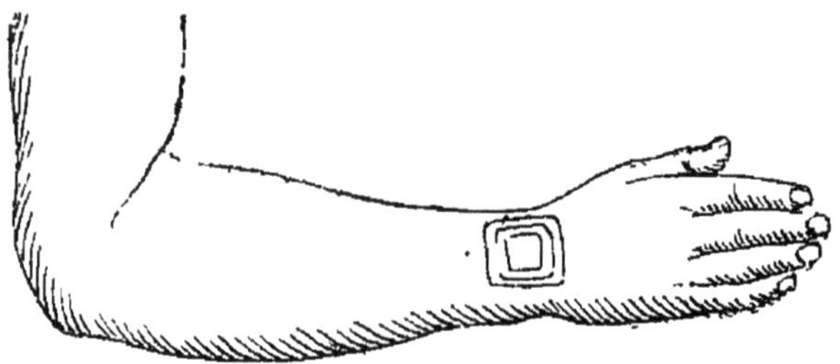

Fig. 12. — Application de l'Emplâtre sur l'avant-bras.

Sa composition, d'ailleurs, est très compli-
quée ; elle nous a été transmise, de père en fils,
et nous y avons apporté de grandes modifications
qui en rendent l'application plus facile et plus
rapide. Nous sommes les seuls continuateurs

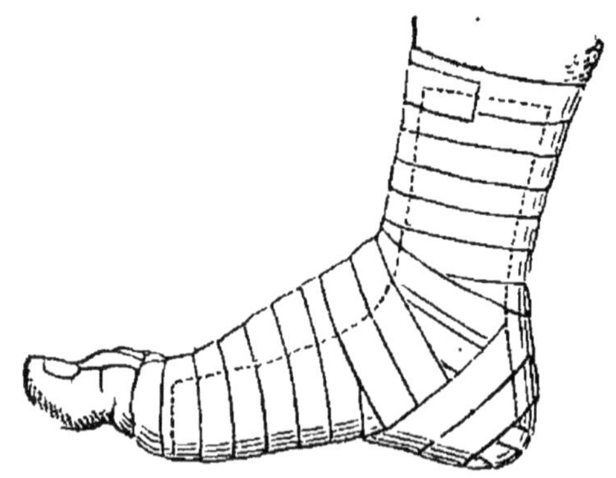

Fig. 13. — Application de l'Emplâtre sur le pied.

autorisés de la grande Méthode de P. Alliot.

Par les procédés infaillibles qu'il nous a légués, toutes les tumeurs sont soumises à un Traitement spécial consistant en pansements que nous appliquons nous-même en notre Cabinet Médical. Ces pansements agissent sur les tumeurs avec une précision telle, qu'aucune manœuvre chirurgicale, aussi délicatement menée qu'elle soit, ne peut leur être comparée.

Les plus petites comme les plus grosses tumeurs, les excroissances de chair sont enlevées avec toutes leurs ramifications, ainsi que les ulcères rongeurs. Et cela, sans aucun danger, et sans que le malade perde une seule goutte de sang.

Nos pansements agissent progressivement, et non pas avec brutalité, comme le bistouri. Ils produisent des désagrégations lamellaires successives, non seulement dans la tumeur, mais dans ses racines les plus profondes qu'ils dissocient jusqu'à la dernière fibre.

On comprend que par cette action élective toute spéciale, *la récidive* soit bien moins à redouter qu'avec l'instrument tranchant.

Pendant que notre Traitement produit son effet local, le malade est soumis à un régime interne, antidiathésique, qui lui régénère le sang, et contribue encore à empêcher les rechutes.

S'agit-il, par exemple, d'un sein

cancéreux ? Notre Traitement, appliqué au mal, le désagrège par couches lamellaires, qui se détachent graduellement du huitième au vingtième jour. La plaie de bonne nature qui en résulte, se cicatrise ensuite en très peu de temps, sous l'influence de nos pansements pratiqués avec un soin particulier.

S'agit-il d'un cancer du col de la matrice ? Après avoir protégé le conduit vaginal avec de la charpie, nous appliquons nos pansements sur la mauvaise chair que nous voulons détruire, et, au bout de quelques jours, la désagrégation lamellaire du cancer est effectuée.

S'agit-il d'un cancer des lèvres, de la langue, du nez, de l'oreille ? Nous pansons la partie malade, et, en une douzaine de jours, le cancroïde se détache avec la plus grande facilité.

S'agit-il d'un ulcère rongeur, quel que soit son siège, du reste : au sein, à la figure, à l'anus ? Nous disposons nos pansements de manière qu'ils suivent exactement les contours déchiquetés de l'érosion. Dès le premier jour, la marche envahissante de la maladie est enrayée : bientôt après, le chancre fait place à une plaie d'un bel aspect qui se cicatrise avec une extrême rapidité.

Ainsi sont traités : *les polypes, les ulcères in-*

*vétérés, les hémorhoïdes, les fistules, l'anthrax
ou charbon, les loupes, les verrues, les glandes,
les bubons, les végétations, les excroissances de
chair de toute sorte, les rapports ou taches de
naissance, etc.*

C'est dans l'application de cette Méthode que
réside tout le secret des guérisons nombreuses
que nous obtenons chaque jour, depuis vingt
ans, *sans jamais avoir recours à l'instrument
tranchant.* Et ceci, à tel point, que nos confrères eux-mêmes nous envoient les malades
dont ils hésitent à entreprendre la guérison, ou
ceux dont le mal a récidivé après l'opération
sanglante.

Maintenant, il est bon de se demander si,
étant donnés une tumeur ou un ulcère cancéreux au sein, à la matrice, ou encore à la figure, il est indispensable de les faire enlever ?
Nous répondons : oui. Il ne faut pas que le malade se fasse illusion sur la gravité de son mal :
il importe qu'il sache bien que tous les médicaments de la médecine ordinaire sont impuissants à lui procurer la guérison.

Ni les onguents de mercure, ni la ciguë, ni
les frictions avec les pommades, ni l'iodure de
potassium, ni ces mille remèdes, tour à tour
vantés et abandonnés, ne peuvent avoir de résultat favorable. Le seul remède, le seul moyen
de salut est dans l'enlèvement de la tumeur ;

mais l'enlèvement non par le couteau, mais par notre Méthode.

Rien ne peut être plus dangereux que de retarder cet enlèvement sous de vains prétextes. On aurait tort de s'en laisser imposer par la présence de quelques glandes situées aux environs de la tumeur. Ces glandes disparaissent par notre Traitement en même temps que le cancer lui-même.

Il nous reste à établir la supériorité de notre Méthode sur l'emploi des moyens chirurgicaux journellement mis en œuvre. Nous nous en rapportons, pour cette besogne aisée, à la haute compétence d'un Professeur distingué. Voici le parallèle qu'il établit entre notre Traitement et l'extirpation des tumeurs cancéreuses par l'instrument tranchant.

L'avenir est à notre *Méthode* parce que :

1° Notre Traitement est inoffensif; l'instrument tranchant est dangereux.

2° Notre Traitement n'inspire pas aux malades les mêmes appréhensions, ni la même terreur que l'instrument tranchant.

3° Lorsqu'on emploie notre Traitement, on n'a pas besoin d'endormir le malade; dans la Méthode sanglante, l'usage du chloroforme est indispensable, et peut amener des accidents mortels.

4° Notre Traitement ne provoque pas de pertes de sang, pas d'affaiblissement ; il ne porte aucune atteinte à la santé. L'opération sanglante porte atteinte à la santé générale, et affaiblit le malade par les pertes de sang qu'elle occasionne.

5⁰ Toute opération sanglante est suivie d'une réaction inflammatoïre, avec fièvre plus ou moins violente. Par notre Traitement, pas de fièvre, pas d'inflammation.

6⁰ L'opération sanglante compte, comme suites immédiates, 1/4 à 1/5 de décès ; avec notre Traitement, aucun décès n'est à craindre.

7⁰ L'opération sanglante compte, comme suites éloignées, 1/6 de décès par complications, et des *récidives* dans la plaie même. Notre Traitement ne donne jamais de complications.

8⁰ Dans l'opération sanglante, la plaie est lente à se guérir ; par notre Traitement, la cicatrisation des tissus est très rapide.

9⁰ Après l'opération sanglante, la convalescence est longue, les forces se rétablissent difficilement. Après notre Traitement, le malade n'étant pas affaibli, il n'est pas question de convalescence.

10⁰ Ni l'âge avancé, ni la faiblesse du sujet, ne constituent des contre-indications à l'emploi de notre Traitement, tandis que ces états font exclure l'usage du bistouri.

11° Notre Traitement exerce par absorption une action spéciale sur la matière cancéreuse qui pénètre dans les vaisseaux et ganglions lymphatiques, tandis que l'instrument tranchant ne produit rien de semblable.

Toutes les tumeurs sans exception sont radicalement guéries par notre Méthode.

LES
DÉPLACEMENTS DE LA MATRICE
L'ANNEAU D'OR

Sous la dénomination générale de *suites de couches*, on comprend toutes les maladies et toutes les infirmités qui reconnaissent pour cause l'accouchement. La liste de ces affections est longue et leur gravité n'est un mystère pour personne. Parmi elles, les *déplacements* ou *déviations de la matrice* figurent au premier rang, et, à ce titre, méritent de fixer un moment notre attention ; c'est pourquoi nous allons leur consacrer entièrement ce chapître.

Si l'épreuve douloureuse, que l'on nomme l'accouchement, était constamment suivie du rétablissement complet de la santé, la femme oublierait bien vite les mille souffrances au prix desquelles elle a acheté le joli bébé qu'elle aime tant.

Malheureusement, il n'en est pas toujours ainsi, et les *suites de couches* tiennent une large place dans le sombre tableau des maladies auxquelles est condamnée notre pauvre humanité.

Parmi les causes des *déplacements de la matrice*, il convient de citer en première ligne les manœuvres violentes nécessitées par un accouchement difficile, dans une délivrance laborieuse et longue, les hémorrhagies, les souffrances prolongées, les cris violents, les grands efforts d'expulsion. Puis ce sont les imprudences de toutes sortes, commises par les nouvelles accouchées.

Combien peu de femmes, en effet, prennent un repos suffisant après l'accouchement? La plupart d'entre elles ne gardent pas le lit assez longtemps.

Par une *marche* trop prompte à l'issue des couches, on voit quelquefois les descentes de matrice se produire si rapidement que la relation de cause à effet est évidente pour tout le monde. A peine sont-elles remises de l'ébranlement qui a retenti sur tout leur organisme, que nombre de nouvelles accouchées se livrent, sans la moindre précaution, à des travaux fatigants.

Examinons maintenant les positions vicieuses que prend la matrice si une des causes sus-mentionnées réussit à lui faire quitter sa position naturelle. La matrice se déplace suivant trois directions principales : *d'arrière en avant, d'avant en arrière, de haut en bas.*

Si le corps de la matrice bascule, est entraîné en avant, la déviation qui en résulte prend le nom *d'antéversion;* elle comprime alors la vessie, et rend douloureuse l'émission de l'urine.

Si la matrice est renversée en arrière, la déviation s'appelle *rétroversion;* elle aplatit le rectum et amène mécaniquement la constipation avec tous ses inconvénients.

Les déplacements de haut en bas comprennent trois degrés, selon leur gravité : *1° l'abaissement; 2° la descente; 3° la chute.*

Dans le premier degré, la matrice s'abaisse légèrement en s'enfonçant dans le canal vulvo-utérin : c'est le simple *abaissement.*

Dans le second, elle envahit le tout ou la plus grande partie de ce canal, et se présente à peu de distance de l'ouverture extérieure : c'est la *descente.*

Dans le troisième, elle franchit cette ouverture et se montre au dehors, entraînant avec elle le canal lui-même, qui se retourne comme un doigt de gant enfoncé : c'est *la chute* proprement dite. Cette dernière forme de déplacement constitue la plus triste des infirmités;

elle est pour la femme une véritable déchéance vitale.

Les déplacements de la matrice, dans les cas simples, doivent se pressentir aux signes suivants: sentiment habituel et pénible de pesanteur dans le bassin ; tiraillement continuel dans le creux de l'estomac, dans les aines et jusque dans les reins, augmentant surtout dans la marche et dans tous les efforts soit pour tousser, éternuer ou soulever un fardeau ; affaiblissement de la voix.

Quand la maladie parvient à un certain degré, et surtout lorsqu'elle se présente sous forme d'antéflexion et d'antéversion, il y a ordinairement des envies fréquentes d'uriner, des pertes blanches, des douleurs générales par tout le ventre, des syncopes prolongées au moindre effort, et assez souvent des hémorrhagies. Quand le déplacement de la matrice se fait subitement, les signes qui l'accompagnent sont toujours plus prononcés et plus graves que lorsqu'il se fait lentement. C'est alors que l'on constate des palpitations, de l'essoufflement, de violentes douleurs dans le bas-ventre, la chloro-anémie, le dépérissement.

La durée de cette maladie est indéterminée; tout dépend de la manière dont elle est traitée. La terminaison par guérison spontanée ne s'est jamais présentée à notre observation. Nous avons remarqué, au contraire, que l'affection tendait à s'aggraver lorsqu'elle était abandonnée à elle-mème.

Aussitôt qu'on se sent atteint d'un déplacement de matrice, il ne faut pas perdre de temps : on doit se faire soigner sur-le-champ; car, au début, on peut encore compter sur une guérison rapide; tandis que, livrée à elle-même, l'infirmité deviendrait de jour en jour plus prononcée, et partant plus difficile à maîtriser. Que de fois, hélas ! on n'y prend garde ; croyant que cela se remettra tout seul, on s'endort dans une *imprudente* espérance. Rappelez-vous ces paroles de Champfort, jamais elles n'ont si bien qu'ici trouvé leur place : « L'espérance n'est qu'un charlatan qui nous trompe sans cesse. Et, pour moi, le bonheur n'a commencé que lorsque je l'ai eu perdue. »

Nous remédions aux descentes de la matrice par deux ordres de moyens qui constituent notre Méthode : moyens mécaniques ; moyens médicaux. Les uns ont pour but de soutenir la matrice à la place qu'elle doit naturellement occuper, pendant que les autres redonnent à cet organe et à ses ligaments la force qu'ils ont perdue.

Dans les moyens mécaniques, deux indications sont à remplir : 1° remettre la matrice dans sa position normale; 2° l'y maintenir, à l'aide d'un appareil désigné sous le nom de pessaire, un temps suffisant pour que les ligaments, auxquels elle est attachée, l'assujetissent solidement dans sa situation primitive.

Pour atteindre ce double résultat, on a imaginé, depuis un temps immémorial, des instruments plus ou moins bizarres.

C'étaient d'abord de simples bouchons de linge, de grosses éponges, des tampons de toile, des bourdonnets de charpie, que l'on enfonçait tant bien que mal dans le vagin. On a construit des pessaires en ivoire, en buis, en corne, etc.

Puis, sont venus les pessaires en étoupe, recouverts de toile vernissée, que l'on rencontre encore dans certains pays arriérés. Ces pessaires, qui n'en méritent même pas le nom, se corrompent vite : leur vernis s'altère en très peu de temps, de sorte qu'ils répandent bientôt des odeurs infectes.

Pendant quelques années, on a employé aussi les pessaires en caoutchouc; Paris seul en fabriquait plus de trois cent mille par an. Ce chiffre peut donner une idée approximative du grand nombre de personnes atteintes de la pénible affection dont nous nous occupons.

Bien que les pessaires en caoutchouc ne soient pas tout à fait aussi grossiers que les précédents, ils en ont absolument les mêmes défauts. S'ils ne contiennent pas de vernis, ils dégagent des odeurs soufrées, nauséabondes, pires que celles du vernis, et qui sont loin de plaire à tout le monde ; aussi, les a-t-on complètement abandonnés aujourd'hui. Autrefois, quand on était obligé d'y recourir, on se voyait forcé de les faire enlever souvent, autrement ils s'altéraient par l'humidité des parties avec lesquelles ils se trouvaient en contact, et devenaient une source incessante d'infection, d'irritation et de malpropreté. Plus d'ailleurs on les laissait séjourner, et plus il devenait difficile de les enlever.

Parmi ces pessaires en caoutchouc, celui de Gariel a eu son quart d'heure de vogue. Cet appareil consistait en un petit ballon que l'on introduisait vide et que l'on gonflait une fois parvenu à la hauteur nécessaire, au moyen d'air insufflé par un tuyau.

Un robinet que l'on ferme ensuite empêche cet air de s'échapper. Ce pessaire présente de nombreux inconvénients : Sans compter son vilain tube qui ballotte continuellement entre les jambes, il arrive que, par suite de l'ouverture spontanée du robinet, il se dégonfle au moment où on y pense le moins ; de plus, à la longue, il dilate considérablement le vagin, amenant à côté de l'infirmité qu'il est destiné à soulager, une infirmité plus repoussante encore.

Pour obvier à ces graves inconvénients, les Anglais et les Américains ont depuis peu importé chez nous les pessaires en métal.

C'était bien là l'idéal de la perfection. Avec ces appareils, plus d'odeurs à redouter. Mais si ces pessaires étrangers n'ont pas, comme ceux en étoupe et en caoutchouc, le désagrément de sentir mauvais, ils sont encore loin, comme on va le voir, de réaliser tous les désidérata. Leur rigidité même en fait des instruments de supplice, souvent douloureux, et toujours difficiles à appliquer. Chaque fois qu'il devient nécessaire de les mettre en place ou de les quitter, il faut aller trouver le médecin : c'est une sujétion de tous les instants. Ces pessaires sont donc peu pratiques.

On le voit, aucun de tous ces modèles, dont on a varié les formes à l'infini, ne réalise les indications que l'on serait en droit d'attendre d'un appareil parfait.

C'est ce qui nous a décidé à entreprendre des recherches pour arriver à un meilleur résultat. Nos patients travaux ont été couronnés de succès. Ils ont abouti à la découverte du pessaire en métal flexible.

Cette invention intéresse l'humanité entière et la santé de la femme en particulier. Elle rendra de grands services, nous n'en doutons pas, aux personnes atteintes de descentes de matrice, à tous les degrés.

Aussi sommes-nous heureux de la divulguer et d'en donner ici la primeur à nos Lectrices.

L'appareil consiste en un *Anneau d'Or*, assez semblable à un bracelet (Fig. 14). Il est complè-

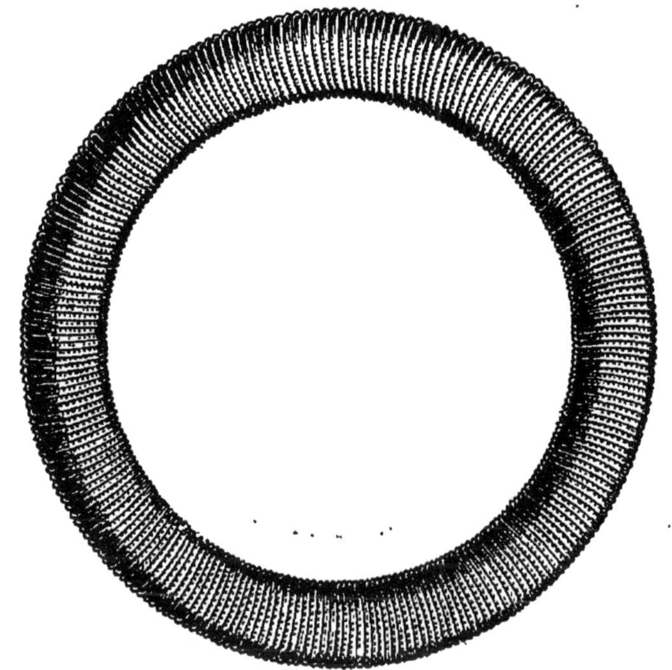

Fig. 14. — *Anneau d'Or* du Dr Alliot. (Modèle déposé.)

tement inodore, ce qui en fait un objet précieux dans une maladie aussi répugnante. Tout le monde sait que c'est grâce à cette propriété de l'or de ne jamais donner d'odeur, même en présence des liquides du corps humain, que les

4..

grands dentistes fabriquent aujourd'hui, avec ce métal, les belles pièces destinées à être placées dans la bouche.

Puisque notre appareil est en or, et que l'or est inoxydable, est-il nécessaire d'ajouter qu'il ne se détériore jamais? Il peut donc servir indéfiniment. Un seul *Anneau d'Or* suffit, et au delà, pour le traitement, quelque long qu'il puisse être, de toute espèce de déplacement de la matrice.

C'est déjà, on le voit, un grand progrès réalisé sur tous les autres instruments du même genre, mais ce n'est pas là son seul mérite.

Par une combinaison particulière, ce pessaire métallique possède une flexibilité et une élasticité remarquables.

S'agit-il de le mettre en place, c'est-à-dire de le porter à travers le conduit vaginal jusque sur le col de la matrice ? On le prend entre le pouce et l'index, comme le représente la *fig.* 15. Une simple pression suffit pour le plier avec facilité. De la sorte, les deux bords opposés de l'*Anneau d'Or* se rapprochent l'un de l'autre, et le pessaire prend une forme allongée. Ainsi modifié dans ses dimensions, il peut être facilement introduit dans le vagin par les personnes les moins expérimentées. Il faut à peine une minute pour l'appliquer. Aussitôt mis à demeure, il soutient parfaitement la matrice

dans sa position anatomique et suivant l'axe
du bassin. Sa flexibilité lui permet de s'adap-
ter à la forme de la matrice et des organes
voisins; de la maintenir à son point d'éléva-
tion, en prenant, avec douceur, un point d'appui
au pourtour intérieur du bassin.

Notre *Anneau d'Or* se dissimule si bien,

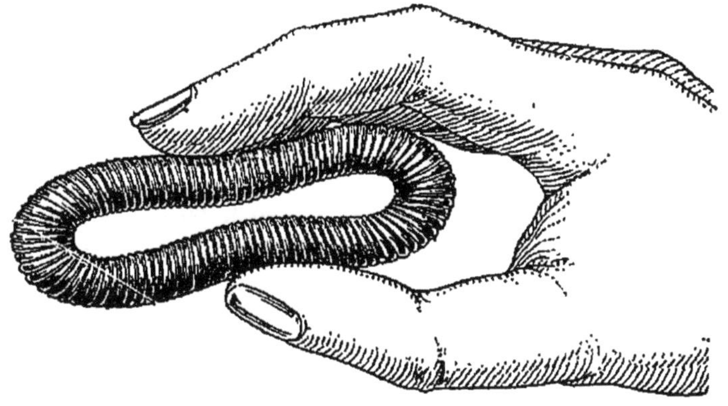

Fig. 15. — *Anneau d'Or* plié pour l'introduction.

qu'une fois en place il est insensible et qu'il ne
gène pas les rapprochements. Les Dames les
plus délicates le supportent sans fatigue. Il est
d'ailleurs d'un emploi si facile et si commode,
que beaucoup de femmes le portent, lors même
que la cause pour laquelle on le leur a conseillé
a cessé.

C'est réellement l'appareil qui convient le
mieux à toutes les personnes atteintes de déplacements de la matrice, mais surtout à celles
qui sont fréquemment debout, marchent beau-

coup ou montent à cheval, aux danseuses, aux chanteuses, ' pour modérer la pression que ces divers exercices font toujours ressentir vers le bas-ventre.

Nous n'en finirions pas si nous voulions énumérer ici toutes les qualités de *l'Anneau d'Or*; nous regrettons vivement qu'il ne nous soit pas possible d'entrer à ce sujet dans des détails que ne comporte pas la nature de cette publication.

Toutefois, permettons-nous d'ajouter qu'à l'encontre des autres pessaires .lourds, mal tournés, notre appareil, véritable bijou coquet, utile, est de la plus grande légèreté. C'est à cette légèreté et à sa forme, moulée sur les parties qu'il est destiné à supporter, qu'il doit la propriété de pouvoir rester en place sans occasionner la moindre douleur, et surtout sans donner lieu à ces interminables pertes blanches qui sont bien souvent le prologue des ulcères de la matrice.

Par l'emploi des moyens mécaniques seuls, on ne remédierait qu'imparfaitement à un effet sans combattre la cause principale de la maladie, cause qui se trouve fréquemment dans le manque de ressort des tissus de la matrice, du canal vaginal et des ligaments qui doivent la tenir fixe.

C'est pourquoi, en même temps que nous appliquons *l'Anneau d'Or*, nous instituons toujours une médication spéciale : une *Injection Forti-fiante* en est la base. Cette *Injection* tonifie les organes, prévient les inflammations et réveille la fibre musculaire; elle ne contient que des substances bienfaisantes et salutaires sous tous les rapports, parmi lesquelles dominent les meilleurs reconstituants et les astringents les plus énergiques.

Ces deux modes de traitement, tous deux dirigés sur l'organe malade, agissent concurremment, et constituent notre Méthode, qui donne chaque jour des exemples remarquables de guérison.

Ces cures sont dues tout simplement à ce que l'*Anneau d'Or*, une fois posé, peut être laissé à demeure sans entraver aucune fonction; il maintient donc la matrice élevée, dans sa position normale, pendant des mois, des années, en un mot, pendant tout le temps nécessaire au raffermissement de l'organe.

De son côté, *l'Injection Fortifiante de la Matrice* agit en rendant de l'énergie à tous les tissus et, en particulier, aux ligaments suspenseurs qui servent de point d'appui et d'attache à la matrice.

Sous l'influence de l'*Injection*, les tissus reprennent du ton, l'élasticité des ligaments reparaît peu à peu et leur permet de fixer solidement l'organe à sa place. C'est ainsi que l

guérison arrive toujours, mais d'autant plus
vite, bien entendu, que l'affection a été prise au
début et qu'elle est moins accentuée.

C'est donc, repétons-le, à combiner sagement
et avec prudence l'emploi de ces deux ordres de
moyens que doivent tendre les personnes de
de l'art et que doivent exiger d'elles les ma-
ades.

FIN

TABLE DES MATIÈRES

Vincennes. — Imp. GILLOT, rue de Paris, 47.